Rimedi erboristici

Una guida completa ai rimedi erboristici usati come antibiotici naturali e antivirali

Ester Menichelli

prende. Questo include le versioni copiate dell'opera, sia fisiche che digitali e audio, a meno che il consenso esplicito dell'Editore sia fornito in anticipo. Ogni altro diritto è riservato.

Inoltre, le informazioni che si possono trovare all'interno delle pagine descritte qui di seguito devono essere considerate sia accurate che veritiere quando si tratta di raccontare i fatti. Come tale, qualsiasi uso, corretto o scorretto, delle informazioni fornite renderà l'editore libero da responsabilità per quanto riguarda le azioni intraprese al di fuori della sua diretta competenza. Indipendentemente da ciò, non ci sono scenari in cui l'autore originale o l'editore possono essere ritenuti responsabili in qualsiasi modo per eventuali danni o difficoltà che possono derivare da una qualsiasi delle informazioni discusse nel presente documento.

Inoltre, le informazioni contenute nelle pagine seguenti sono intese solo a scopo informativo e devono quindi essere considerate come universali. Come si addice alla sua natura, sono presentate senza garanzia della loro validità prolungata o della loro qualità provvisoria. I marchi di fabbrica che sono menzionati sono fatti senza consenso scritto e non possono in alcun modo essere considerati un'approvazione da parte del titolare del marchio.

Introduzione

La medicina a base di erbe è parte integrante del trattamento tradizionale africano, e anche associata ad esso. Una forma di medicina che utilizza radici, rami, foglie, fiori o semi di piante per migliorare la salute, prevenire le malattie e curarle. Attualmente è il metodo di cura più antico e anche il più utilizzato nel paese.

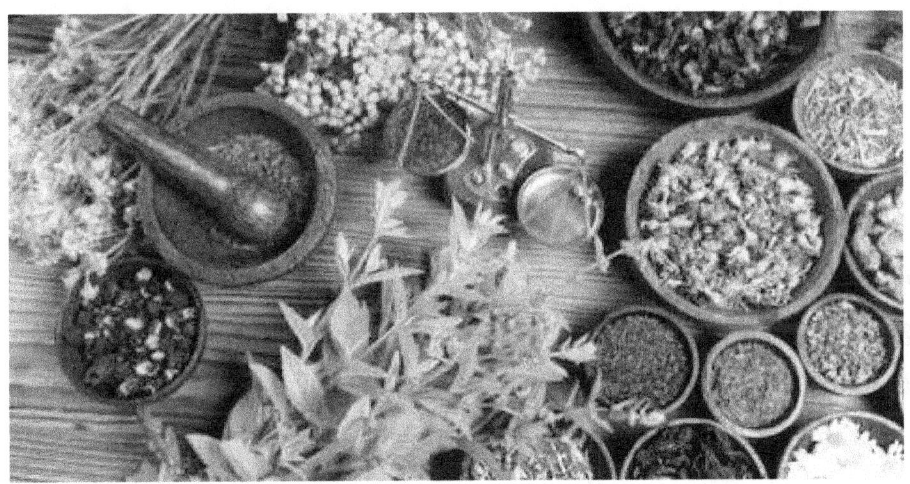

È comune a tutte le civiltà e viene usato in tutte le comunità. I medicinali a base di erbe, noti anche come medicinali botanici, medicinali vegetali o fitomedicinali come specificato dall'Organizzazione Mondiale della Sanità (OMS), si applicano alle erbe, ai materiali a base di erbe, alle preparazioni a base di erbe e ai prodotti finiti a base di erbe che comprendono piante intere, sezioni di piante o altri materiali vegetali come foglie, corteccia, bacche, fiori e radici e/o i loro estratti come principi attivi destinati all'uso in medicinali a base di erbe.

La medicina erboristica è un tipo specifico e popolare di medicina convenzionale, in cui il guaritore locale, conosciuto come l'erborista in questo caso, è specializzato nell'uso delle erbe per curare diversi disturbi. La nostra funzione è così straordinaria perché nasce da una conoscenza dettagliata delle proprietà medicinali delle piante indigene e dei passaggi farmaceutici necessari per trasformare queste piante in farmaci, come la raccolta, la composizione, la dose, l'efficacia e la tossicità.

In varie società l'uso di rimedi erboristici sembra essere comune. Tuttavia, le piante utilizzate per gli stessi disturbi e i metodi di trattamento possono differire da luogo a luogo. In generale, le piante utilizzate per scopi medicinali sono definite piante medicinali, cioè qualsiasi pianta in cui uno o tutti i suoi organi/parti producono composti che possono essere utilizzati per scopi terapeutici, o in una definizione tutta recente, i costituenti possono essere utilizzati come precursori per la sintesi di farmaci.

Per cominciare, una varietà di piante è stata utilizzata per diversi anni senza che la medicina convenzionale avesse prove di ricerca a sostegno della loro efficacia. In questa situazione, qualsiasi o porzioni di tali piante che hanno proprietà terapeutiche sono denominate medicine sintetiche umane o biologicamente derivate. Possono anche essere conosciuti come "farmaci ordinati" se questi farmaci provengono da sezioni di piante con strutture cellulari come foglie, corteccia, steli, ecc, e "farmaci non ordinati", se sono ottenuti da porzioni acellulari di piante come gomme, balsami, gel, oli ed essudati.

I farmaci a base di erbe sono ampiamente accessibili rispetto alla medicina allopatica occidentale, che può essere facilmente ottenuta per tutti. Di conseguenza, la consultazione dei guaritori tradizionali è minima, poiché c'è una conoscenza relativamente buona delle erbe curative popolari, soprattutto nelle zone rurali, tranne che per la cura delle malattie croniche.

Tranne nei casi di consultazione, i guaritori convenzionali trascurano la coerenza circa le procedure di preparazione e la giusta dose delle medicine a base di erbe. Tuttavia, secondo l'OMS, almeno l'80% delle persone in Africa dipendono ancora dalle piante medicinali per la loro assistenza sanitaria.

I farmaci a base di erbe hanno iniziato a guadagnare popolarità in Nigeria, e in effetti in tutta l'Africa occidentale, con alcuni dei vantaggi di essere a basso costo, sostenibilità, fornitura, accettabilità e apparentemente bassa tossicità.

La farmacia erboristica, o "fito-medicina", implica l'arte dell'uso medico del contenuto delle piante. La medicina a base di erbe ha una lunga storia nell'uso della medicina non convenzionale, documentando i primi rapporti nell'uso umano attraverso gli scavi dei siti di Neanderthal, come le grotte di Shanidar nel nord dell'Iraq. La maggior parte dei rimedi a base di erbe si sono sviluppati all'interno di un particolare quadro culturale, attraverso l'uso convenzionale.

L'uso tradizionale è registrato in documenti scritti per alcune società, e per altre le informazioni tradizionali e la loro applicazione sono tramandate oralmente da una generazione all'altra. Diverse erbe medicinali hanno sviluppato importanti agenti medicinali moderni come l'aspirina (Salix spp L.), il taxolo (Taxus baccata L.), e gli alcaloidi della Vinca (Catharanthus roseus (L.) G.Don). Le medicine a base di erbe giocano anche un ruolo importante ed estremamente essenziale nella sanità mondiale, dove si cercano settori moderni e in via di sviluppo come i prodotti organici e le medicine preventive.

I prodotti selvatici estratti e coltivati sono le fonti di approvvigionamento delle piante medicinali, e le richieste di un approvvigionamento sicuro di prodotti di qualità sono in crescita. La domanda mondiale di prodotti medicinali supera i 60 miliardi di dollari. La domanda globale di "cibo vero" e di supplementi nutrizionali sta aumentando ad un tasso sostanziale e richiede di espandere i volumi di materiali erboristici di buona qualità.

Una lista delle parti di piante usate nei rimedi erboristici è la seguente: Radici - cioè, medicinali sono le radici carnose o legnose di molte specie di piante africane. La maggior parte dei principi attivi sono tipicamente sequestrati nella corteccia della radice invece che nella parte legnosa interna.

Bulbi - Un bulbo è un dispositivo interno composto da vari semi carnosi di squame, per esempio Allium sativa (aglio), e Allium cepa (cipolle).

Rizomi - Pianta sotterranea legnosa o carnosa che si erge orizzontalmente ed emette le foglie sopra la terra, per esempio Zingiber officinale (zenzero), che è usato per problemi respiratori; Imperata cylindrica (erba lancia) per l'efficacia negli uomini; e Curcuma longa (curcuma), un prodotto antibiotico, antinfiammatorio e anticancro.

Tuberi - Gonfie carnose costruzioni sotterranee formate da steli / radici, come patate e patate dolci per il diabete come Dioscorea dumetorum (ona-(igbo)) e Gloriosa superba per il cancro.

Corteccia: lo strato esterno di barriera del fusto o del tronco dell'albero. Comprende sostanze fitochimiche estremamente condensate con una forte qualità medicinale. Una varietà di piante ha una corteccia di valore medicinale.

La maggior parte delle piante ha semi, radici e bulbi benefici.

Ci sono anche sostanze fitochimiche e oli minerali estremamente attivi nei frutti e nelle piante.

Nell'industria medicinale, le gomme, gli essudati e i nettari che sono secreti dalle piante per scoraggiare gli insetti e pascolare il bestiame per chiudere le ferite sono molto preziosi.

La vendita di medicine sotto forma di pezzi di piante secche o fresche è quasi altrettanto redditizia dei prodotti confezionati. Si vedono comunemente nei mercati e vengono commercializzati con indicazioni su come maneggiarli per un'efficacia ottimale.

In certe zone dell'Africa, i guaritori tradizionali hanno ancora la consapevolezza delle specie di piante utilizzate e dei metodi di preparazione e di prescrizione della medicina, soprattutto per i malanni gravi. L'uso di tali farmaci è spesso avvolto dal mistero e dalla rivalità, con i guaritori ancora restii a trasmettere le loro informazioni a tutti tranne che ai parenti rispettati e agli iniziati.

Anni prima dell'introduzione della medicina occidentale, gli africani avevano sviluppato un proprio metodo di successo per gestire le malattie con un impatto minimo o nullo, sia che si tratti di cause morali che di cause fisiche. Mentre esiste la moderna medicina occidentale, la medicina tradizionale africana, in cui la medicina a base di erbe è il tipo più prevalente, continua ad essere una fonte significativa nell'assistenza sanitaria primaria. Il miglioramento del riconoscimento delle piante, delle tecniche di lavorazione e degli studi empirici ha anche migliorato la reputazione e l'accettabilità dei medicinali a base di erbe.

Dall'altro lato, la conoscenza e la comprensione crescenti hanno anche diminuito il misticismo e gli "espedienti" correlati ai medicinali naturali in uguale proporzione. Come tale, un certo numero di medicinali a base di erbe sono stati generalmente considerati sani e affidabili. Tuttavia, questo ha spesso dato spazio alla ciarlataneria, all'enorme sviluppo e alla vendita di tutti i tipi di rimedi erboristici comprensibili, quando l'impresa si è rivelata redditizia.

La medicina erboristica tradizionale africana può avere un futuro promettente che può essere realizzato attraverso la cooperazione realistica, il coordinamento e l'apertura, in particolare con gli operatori sanitari tradizionali.

Questa cooperazione aumenterà la fornitura di istruzione e assistenza sanitaria, e migliorerà la capacità economica e ridurrà la povertà. Il lavoro di medicina moderna aumenterebbe lo sviluppo locale di medicine convenzionali convalidate dal punto di vista medico e aumenterebbe l'accesso della popolazione rurale alle medicine. Inoltre, questi aumenteranno la spesa dei farmaci fabbricati e miglioreranno i profitti e le prospettive di lavoro sia nel commercio che nella pratica medica per i paesi. Con il tempo, la coltivazione e la raccolta di piante medicinali su larga scala fornirebbe ampie materie prime per il lavoro di esportazione, lo sviluppo locale, la lavorazione e il confezionamento industriale.

Nell'immediato futuro, la portata delle erbe medicinali in Africa è molto ampia, ma la questione della standardizzazione è ancora di fondamentale importanza.

Questo richiede anche che le materie prime siano di buona qualità, prive di contaminanti e correttamente certificate, e che i campioni siano conservati in erbari accademici, statali e regionali. La farmacopea vuole includere informazioni sulla classificazione botanica delle piante, le descrizioni microscopiche, cioè la farmacognosi, le fonti, la diffusione, le conoscenze etnobotaniche, i componenti chimici e le strutture, le procedure di garanzia della qualità, il profilo farmacologico e gli studi clinici, compresi i record di sicurezza, gli effetti avversi e il trattamento medico.

Non c'è dubbio che una tale abbondanza di conoscenze porterebbe all'uniformità dello standard di produzione. Piuttosto che vedere la fitoterapia africana come inferiore, può anche rivelarsi la chiave per combattere una varietà di malattie attuali e in via di sviluppo, come il morbillo, l'HIV / AIDS, ebola, zika, ecc, che possono sfidare la medicina tradizionale.

Capitolo uno

Cos'è la medicina a base di erbe

La medicina erboristica (anche erboristeria) è la scienza delle piante medicinali e della botanica. Per la maggior parte della storia umana, le piante sono diventate il fondamento delle terapie medicinali e questa erboristeria è ancora oggi comunemente praticata. La medicina moderna utilizza diversi composti ottenuti dalle piante come base per la prescrizione di farmaci basati sui fatti.

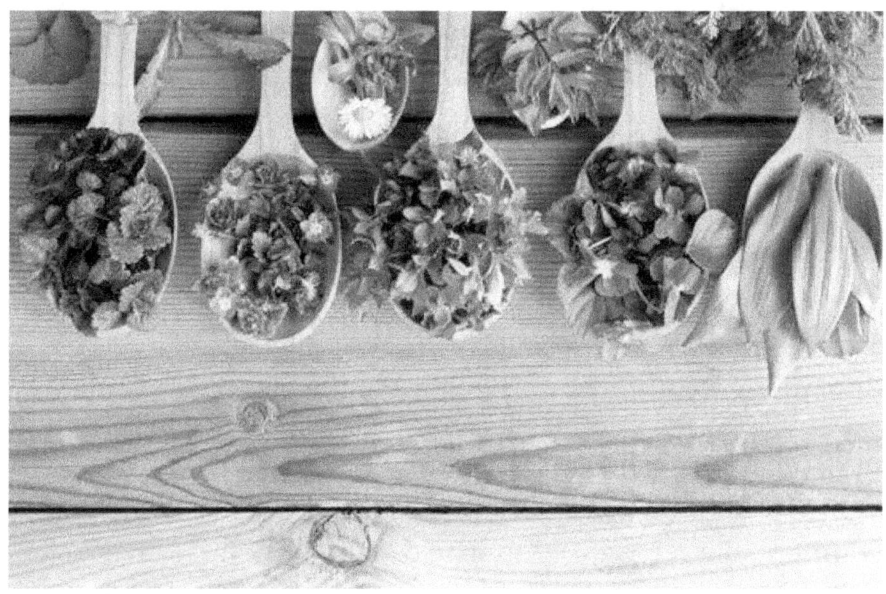

Mentre l'erboristeria estende i moderni standard di test di efficacia alle erbe e alle medicine di derivazione naturale, ci sono pochi studi clinici di alta qualità e standard di purezza o dosaggio. Spesso la portata dell'erboristeria si espande per includere materiali fungini e delle api, così come rocce, conchiglie e altri pezzi di animali.

La fitomedicina o fitoterapia è talvolta chiamata trattamento a base di erbe. Il paraerborismo definisce metodi complementari e pseudoscientifici per l'uso di estratti non raffinati di piante o animali come farmaci o agenti non provati per la promozione della salute. In tutta la farmacologia tradizionale, il paraerboristeria varia dai farmaci derivati dalle piante in quanto non estrae o standardizza i composti biologicamente attivi, ma si concentra invece sul presupposto che trattenere sostanze specifiche da un'unica fonte con meno raffinazione sia meglio o più efficiente - esistono poche giustificazioni per questo. I prodotti nutrizionali a base di erbe spesso rientrano comunemente nell'ombrello della fitoterapia.

La medicina a base di erbe nella storia

I dati archeologici indicano che l'uso delle piante medicinali risale al periodo paleolitico, circa 60.000 anni fa. Le prime prove di trattamenti medicinali risalgono a più di 5.000 anni fa, ai Sumeri, che raccoglievano liste di piante. Diverse civiltà antiche hanno scritto in libri chiamati erbali riguardo alle piante e ai loro usi medicinali. Nell'antico Egitto, le erbe sono elencate in papiri medici egiziani, raffigurate in disegni tombali, o trovate in vasi medicinali che contengono tracce di erbe in rare occasioni.

Tra i più antichi, grandi e significativi papiri medicinali dell'antico Egitto, il Papiro Ebers risale al 1550 a.C. circa e contiene oltre 700 sostanze, molte di origine vegetale. I più antichi erbari greci registrati provengono da Eresos ' Theophrastus che ha scritto in greco Historia Plantarum nel 4 ° secolo aC, da Caryst Diocles che ha scritto nel 3 ° secolo aC, e da Krateuas che ha scritto nel 1 ° secolo aC. Solo alcune parti di queste opere sono rimaste invariate, tuttavia gli studiosi hanno riconosciuto somiglianze con gli erbari egiziani con ciò che rimane.

I semi che si pensa siano usati per l'erboristeria sono stati scoperti in siti archeologici della Cina del periodo del bronzo, risalenti alla dinastia Shang (circa 1600-1046 a.C.). Più di cento dei 224 composti elencati in un antico testo medicinale cinese chiamato Huangdi Neijing sono erbe.

Le erbe sono ampiamente utilizzate nella medicina popolare dell'India antica, dove la principale cura delle malattie era la dieta. Il De Materia Medica, scritto inizialmente in greco da Pedanius Dioscorides (c. 40-90 d.C.) di Anazarbus, Cilicia, un medico, farmacologo e botanico greco, è un esempio di letteratura erboristica usata per 1500 anni fino al 1600.

Medicina erboristica moderna

L'Organizzazione Mondiale della Sanità (OMS) riferisce che l'80% dei cittadini di alcuni paesi dell'Asia e dell'Africa usano già farmaci a base di erbe per qualsiasi tipo di assistenza sanitaria primaria. Per gran parte della popolazione mondiale, la metà della quale viveva con meno di 2 dollari al giorno nel 2002, i farmaci sono proibitivi. Al contrario, per poca o nessuna spesa, le medicine a base di erbe possono essere prodotte da semi, per ottenere dalla natura.

Molti dei farmaci comunemente prescritti ai medici, tra cui l'artemisinina, la morfina, la creatina, la digitale e il chinino, hanno una lunga tradizione di utilizzo come rimedi naturali. Secondo l'Organizzazione Mondiale della Sanità, circa il 25% delle medicine prescritte vendute negli Stati Uniti sono state prodotte da piante.

Almeno 7.000 sostanze terapeutiche sono estratte dalle piante nella farmacopea attuale. Per i 120 composti attivi effettivamente estratti dalle piante superiori e comunemente impiegati oggi nella medicina convenzionale, l'80% mostra una forte connessione tra la loro applicazione medicinale contemporanea e l'uso comune delle piante da cui sono prodotti.

Vantaggi della medicina a base di erbe

Sia la medicina americana che quella convenzionale hanno i loro problemi. Ci sono attualmente diversi farmaci occidentali sul mercato che, date le loro pretese mediche, hanno molti effetti collaterali. Allo stesso modo, anche gli antichi rimedi naturali africani o i metodi di cura hanno i loro problemi. Questi sono stati elencati come alcuni dei vantaggi

- La medicina africana a base di erbe è "olistica" nel modo in cui tratta i problemi della mente, dello spirito e del corpo. Molte persone, in particolare la comunità rurale, la considerano economica e semplice da raggiungere. È spesso conosciuta per essere molto più sana dei prodotti farmaceutici tradizionali, essendo di origine naturale.

- Nessun effetto collaterale negativo.

- I farmaci spesso inducono effetti nocivi nelle persone che li consumano, e la cosa peggiore è che le ditte che producono tali farmaci a volte lo fanno a loro insaputa.

- La medicina erboristica utilizza il ciclo automatico di rigenerazione del corpo per curare le malattie. Gli ingredienti utilizzati sono quelli che si generano quotidianamente all'interno del corpo.

Efficiente in termini di costi. La qualità rimane uno dei più grandi lati negativi della medicina occidentale. Anche i farmaci generici da prescrizione non sono insoliti nel spendere centinaia di milioni. Tanto per cominciare, una corsa al pronto soccorso per curare un mal di testa costerà rapidamente troppi soldi. Si possono anche acquistare certi rimedi naturali fuori dal bancone, assicurandosi di non dover ottenere costosi benefici per la salute.

Altri benefici includono: Rispetto ai farmaci da prescrizione, ci sono una serie di vantaggi legati all'utilizzo di farmaci naturali. Questi come:

- Minor rischio di effetti avversi: Il paziente tollera bene la maggior parte dei farmaci naturali, con meno complicazioni negative rispetto ai farmaci da prescrizione. Le erbe di solito hanno meno effetti avversi dei farmaci da prescrizione, quindi nel tempo possono essere più facili da usare.

- Efficaci per condizioni mediche: I farmaci a base di erbe sembrano essere più benefici con problemi di salute a lungo termine che non rispondono bene ai farmaci convenzionali.

- Costo ridotto: Il costo è un altro vantaggio della medicina a base di erbe. Le erbe costano molto meno dei farmaci farmaceutici. I test, la ricerca e la promozione contribuiscono drammaticamente alle spese dei farmaci farmaceutici. Le erbe sembrano essere poco costose rispetto ai narcotici.

- Ampia gamma: La loro offerta è solo un altro vantaggio delle medicine a base di erbe. Nessuna erba prescritta è ammissibile. Qualsiasi erba di base può essere coltivata in casa, come la menta piperita e la camomilla. In certe zone lontane del mondo, le medicine possono essere l'unica medicina che certe persone riceveranno.

Effetti avversi dei farmaci a base di erbe

Una reazione avversa al farmaco è descritta come "una reazione dannosa o sconvolgente dovuta a un intervento legato all'uso di una sostanza curativa che prevede il pericolo di una futura somministrazione e comporta un trattamento preventivo o specifico, la modifica del dosaggio e del metodo di somministrazione, o la rimozione della sostanza medicinale". Qualsiasi sostanza con un effetto curativo può produrre effetti collaterali inattesi o avversi. Come per le medicine farmaceutiche, la consistenza, l'efficacia e la salute delle piante medicinali devono essere garantite.

Questi non sono assolutamente innocui, dato l'uso comune di rimedi a base di erbe in tutto il mondo, e i loro benefici documentati. Tuttavia spesso le erbe medicinali hanno comprovate proprietà benefiche, se usate in modo inappropriato o in eccesso possono avere la capacità di causare effetti dannosi. A causa dell'uso indiscriminato, irresponsabile o incontrollato e della mancanza di un'adeguata standardizzazione, la probabilità di conseguenze dannose è più evidente. Tali questioni sono diventate oggetto di diversi forum stranieri di studio e pubblicazioni sulle piante medicinali.

Molti di questi svantaggi comportano un trattamento scorretto e possono essere ingannevoli. Molte volte, la dose è ambigua, e le medicine sono trattate in condizioni non igieniche, come dimostra la degradazione microbica di certe formulazioni erboristiche commercializzate nei mercati. La conoscenza è avvolta nel segreto e non è facilmente diffusa. Tutte le attività, compresi i riti e le divinazioni, sono fuori dalla portata dei non tradizionalisti come i cristiani che considerano questi programmi insensati, immorali e impossibili da ottenere.

La variegata flora dell'Africa comprende molte specie velenose, anche se con affascinanti applicazioni terapeutiche. Tali piante possono danneggiare le principali strutture del corpo umano (sistema cardiovascolare, sistema digestivo, sistema endocrino, sistema urinario, sistema immunitario, sistema muscolare, sistema nervoso, sistema riproduttivo, sistema respiratorio, ecc.) attraverso i loro costituenti tossici (ad esempio, neurotossine, citotossine e tossine metaboliche).

In un'indagine sui consumatori di medicine a base di erbe nella metropoli di Lagos, in Nigeria, si è scoperto che le medicine a base di erbe erano comuni tra gli intervistati, ma sembravano non essere consapevoli della loro possibile tossicità. Ci sono stati studi sugli effetti avversi di diversi farmaci a base di erbe. I sistemi attuali sono inefficaci per il monitoraggio degli effetti collaterali dei farmaci a base di erbe.

I consumatori tipicamente considerano le medicine a base di erbe come naturali e quindi sane, e le trovano come alternative alle medicine tradizionali. Pochissime persone che hanno usato farmaci a base di erbe lo hanno detto ai loro medici di base. Di conseguenza, molti effetti nocivi dei farmaci rischiano di non essere registrati perché i pazienti si rifiutano di rivelare i dettagli agli operatori sanitari, per cui non vengono condotte analisi di farmacovigilanza, oppure i risultati non vengono divulgati alle sedi appropriate, come gli organismi di regolamentazione sanitaria. Può essere impegnativo redigere un rapporto sulla tossicità delle erbe. Anche se la tossicità a base di erbe è sospettata, è impegnativo sviluppare una diagnosi conclusiva senza un'adeguata revisione della droga o della sostanza vegetale. Sono state registrate pochissime reazioni avverse per le medicine a base di erbe, specialmente quando sono usate simultaneamente a medicine tradizionali o ortodosse.

I risultati di diverse revisioni di ricerca indicano che i rimedi a base di erbe ' registrato reazioni avverse ai farmaci sono probabilmente legati a una mancanza di conoscenza della loro preparazione e applicazione corretta.

Un'analisi delle funzioni epatiche e renali nei consumatori di piante medicinali nel sud-est della Nigeria ha mostrato che i disturbi epatici erano le misure più comuni di tossicità legate all'uso cronico.

I tassi degli enzimi sierici negli utilizzatori di farmaci a base di erbe (gruppo di prova) e nei non utilizzatori (controllo) si riferiscono all'impatto dell'assunzione di farmaci a base di erbe e alla durata di utilizzo sugli enzimi sierici, rispettivamente, come indicatore della funzione epatica. Elementi tossici, come alcaloidi, tannini, ossalati, ecc., possono essere responsabili di tali tossicità trovate in tali erbe.

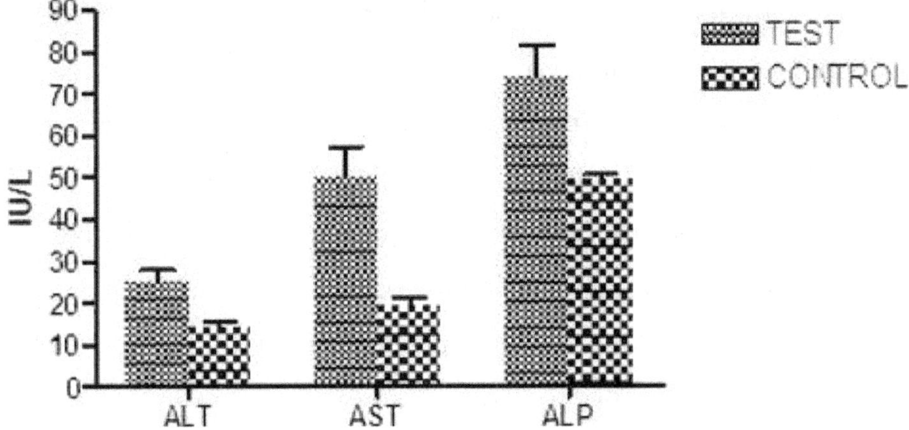

Livelli di enzimi nel siero in utenti di medicina a base di erbe (gruppo di prova) e non utenti (controllo).

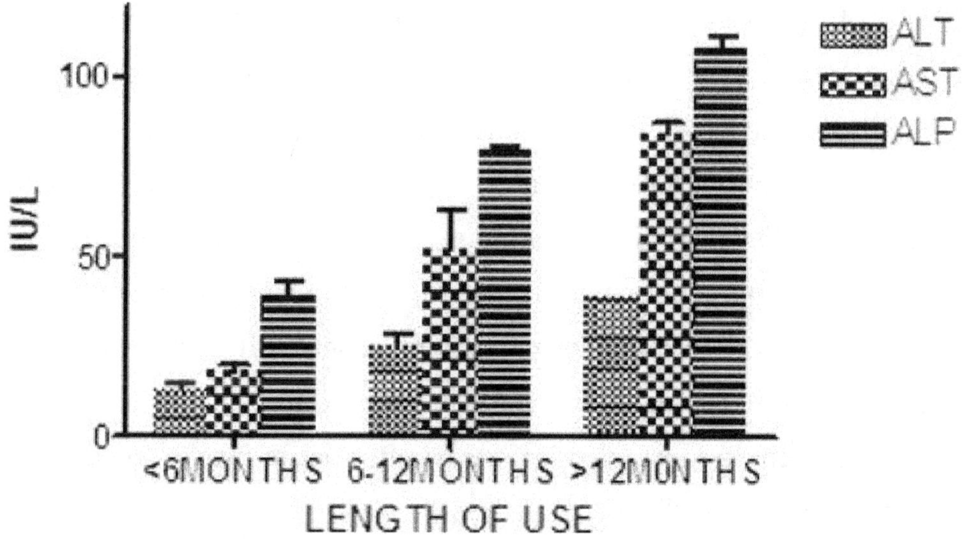

Effetto della durata d'uso della medicina a base di erbe sui livelli di enzimi nel siero

Un'altra causa significativa della tossicità dei medicinali a base di erbe che vale la pena notare è la degradazione microbica durante la preparazione dovuta a condizioni sanitarie inadeguate. Nei casi in cui i farmaci a base di erbe sono co-somministrati con altri farmaci da prescrizione o integratori, la tossicità può spesso evolvere come conseguenza del contatto erbe-farmaci. Anche il riconoscimento errato della pianta e l'uso improprio possono indurre tossicità.

Quindi, è importante in questo momento considerare la comunicazione accurata, tempestiva e completa dei dati di rischio in evoluzione come una componente integrale della farmacovigilanza, che può potenzialmente migliorare la salute e la protezione del paziente. Include un maggiore coordinamento tra i clinici convenzionali e i nuovi fornitori di assistenza sanitaria, gli accademici e le autorità di regolamentazione dei farmaci. Dove definito, il tempo di ritardo tra l'uso di un farmaco e l'evento di una reazione avversa può spesso aiutare nel controllo della farmacovigilanza e la sua valutazione della causalità. Queste conoscenze possono essere utili per comprendere i segnali di protezione degli oppioidi, così come incoraggiare le raccomandazioni su più misure preventive da attuare rispetto all'uso potenziale.

Descrizione delle piante medicinali

Le piante medicinali possono essere descritte come quelle piante ampiamente utilizzate per curare ed evitare particolari disturbi e malattie, e solitamente considerate pericolose per l'uomo. Queste piante sono sia "specie di piante selvatiche" che si sviluppano spontaneamente in comunità auto-mantenute in ambienti naturali o semi-naturali e possono verificarsi indipendentemente da azioni umane dirette o le opposte "specie di piante addomesticate" che sono emerse da azioni umane come la selezione o l'allevamento e dipendono dalla gestione per la loro vita Le medicine a base di erbe hanno dimostrato di essere Noi sono state ampiamente utilizzate dai tempi antichi nelle procedure scientifiche. Questo stimola lo sviluppo delle attività delle piante medicinali. Le spiegazioni di questo sono attribuite ai loro vantaggi per la salute così come la messa in produzione di agenti medicinali efficaci nelle tradizioni culturali in molte aree del mondo. Circa 100 nuovi farmaci a base di piante sono stati lanciati sul mercato dei farmaci negli Stati Uniti tra il 1950-1970, tra cui la deserpidina, la reseinnamina e la vincristina estratta da piante superiori.

Le piante medicinali hanno prodotto una vasta gamma di medicine efficaci per l'umanità per mitigare o curare le malattie e i malati in seguito agli sviluppi dei farmaci farmaceutici, alcune delle medicine derivate dalle piante mantengono anche la loro importanza e validità. L'uso di medicine a base di piante sta crescendo in tutto il mondo.

I record degli sviluppi raggiunti nella medicina convenzionale (sintetica) rimangono ancora con una grande quantità di malattie o disturbi (patologie) per i quali devono ancora essere scoperti farmaci appropriati. Questo ha portato con sé un bisogno immediato di creare medicine più sane (sia per l'uomo che per il suo ambiente) per combattere condizioni infiammatorie, asma, malattie cardiovascolari e disturbi gastrointestinali.

Ci sono stati progressi significativi nella valutazione farmacologica di diverse piante utilizzate in schemi di medicina alternativa, attraverso il lavoro moderno sulle piante medicinali o sui farmaci. Di conseguenza, le piante possono essere identificate come una fonte significativa di beni medicinali, non solo come concetti attivi discreti da dispensare in un tipo di dosaggio standardizzato, ma anche per la popolazione come medicine rudimentali.

Per molte nazioni sviluppate, come i paesi dell'Africa, dell'Asia e una parte dell'Europa, i farmaci convenzionali e le medicine naturali sono usati in modo complementare nelle regioni del sistema sanitario. A causa dei molteplici risultati sulle piante a base di erbe, le merci vegetali emergono in tutto il mondo a causa del presupposto che alcuni articoli medici a base di erbe sono ritenuti privi di sicurezza e di conseguenze ambientali. Singole o diverse conseguenze negative o di sicurezza circondano spesso l'apprensione del pubblico per l'uso di farmaci da prescrizione o di farmaci convenzionali.

Capitolo Secondo

La medicina tradizionale africana e il suo rapporto con la medicina moderna

Le piante sono diventate la fonte principale di diversi beni medici nel mondo, e tendono ad offrire trattamenti moderni all'umanità. I prodotti naturali e i loro metaboliti rappresentano oltre il 50% di tutti i beni farmaceutici in uso clinico, di cui le piante superiori contribuiscono per circa il 25%.

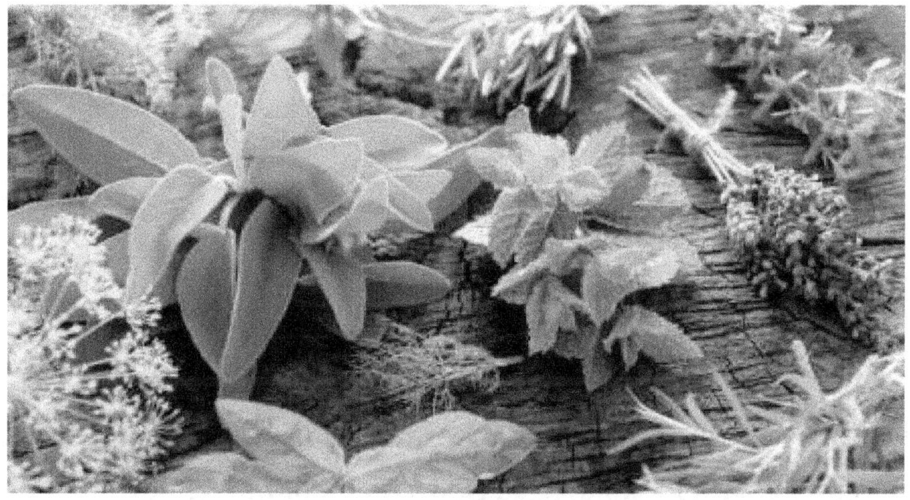

Queste sono senza dubbio più significative nei paesi in via di sviluppo ma molto essenziali nel mondo sviluppato, nel senso che le industrie farmaceutiche sono arrivate a considerarle come fonte o piombo nella sintesi chimica dei farmaci moderni. Alla medicina occidentale hanno fatto la loro strada varie piante africane. Queste piante che sono state storicamente utilizzate per secoli sono diventate l'origine delle medicine essenziali grazie all'aumento delle conoscenze scientifiche.

Esempi di questi farmaci e le loro origini includono: Ajmalicina per la diagnosi di problemi circolatori, e reserpina per la pressione sanguigna elevata e malattie psichiatriche da entrambi Rauvolfia serpentina, L-Dopa per il parkinsonismo da Mucuna specie, vinblastina e vincristina utilizzati per la gestione della leucemia Catharanthus roseus, fisostigmina da Physostigma venenosum, o "Calabar bean.

Un certo numero di altre piante africane con promettenti prospettive medicinali includono Garcinia kola, Aframomum melegueta, Xylopia aethiopica, Nauclea latifolia, Sutherlandia frutescens, Hypoxis hemerocallidea (patata selvatica africana), e Chasmanthera, con comprovata azione come possibili fonti di agenti anti-infezione, tra cui HIV, mentre Cajanus cajan, Balanites aegyptiaca, Acanthospermum hisp Biflavonoidi, come Garcinia kola semi kolaviron, e altre erbe, hanno effetto antiepatotossico.

Il ruolo delle piante medicinali nella guarigione tradizionale in Nigeria

La diagnosi farmacologica delle malattie è iniziata con l'uso delle erbe molto tempo prima. In tutto il mondo, forme di medicina tradizionale usavano tradizionalmente le piante come parte della loro pratica. Alcuni di questi rituali sono elencati brevemente qui di seguito, compresi alcuni dettagli della moltitudine di attività di guarigione essenziali in tutto il mondo che hanno utilizzato le erbe per questo. Questa è anche una caratteristica della convinzione comune che la sintesi sinergica di molti concetti attivi è responsabile del loro impatto benefico in certe preparazioni a base di erbe.

In tutto il mondo, forme di medicina tradizionale usavano tradizionalmente le piante come parte della loro pratica. Alcuni di questi rituali sono elencati brevemente qui di seguito, compresi alcuni dettagli della moltitudine di attività di guarigione essenziale in tutto il mondo che hanno utilizzato le erbe per questo. Questa è anche una caratteristica della convinzione comune che la sintesi sinergica di molti concetti attivi è responsabile del loro impatto benefico in certe preparazioni a base di erbe.

L'introduzione delle medicine derivate dalle piante nella medicina tradizionale era legata all'uso di prodotti derivati dalle piante come antico rimedio nel metodo della medicina convenzionale. È stato osservato che alcune piante hanno importanti effetti antibatterici, antimicotici, anticancro, antidiuretici, antinfiammatori e antidiabetici.

Molte altre applicazioni dei farmaci a base di erbe includono la neutralizzazione del veleno tramite l'acetato di lupeolo estratto dall'estratto di radice di Hemidesmus indicus, il trattamento dell'ipertensione e la riduzione dello zucchero nel sangue isolato dalla radice di Rauwolfia serpentina, trattamento del morbo di Hodgkin, coriocarcinoma, linfomi non-Hodgkin, leucemia infantile, cancro ai testicoli e al collo dall'estratto di vinblastina I farmaci ottenuti dalle piante sono usati per trattare i disturbi psichiatrici, malattie del cuoio capelluto, asma, artrite, ittero, ipertensione e cancro.

Rilevanza delle medicine a base di erbe

A quanto pare l'uso della fitoterapia non è limitato agli esseri umani. I guaritori indigeni sostengono anche di aver imparato imparando che gli animali malati adattano le loro abitudini alimentari per rosicchiare piante amare che di solito potrebbero ignorare. Gli scienziati hanno anche presentato prove empiriche basate su studi di diversi organismi come primati, anatre, pecore e farfalle. I gorilla di pianura prendono il 90% della loro dieta dai frutti della pianta di zenzero Aframomum melegueta, che è un potente antimicrobico che quindi tiene a bada la shigellosi e le infezioni correlate. Gli scienziati dell'Università dell'Ohio Wesleyan hanno scoperto che alcuni uccelli scelgono un contenuto di nidificazione ricco di agenti antimicrobici che proteggono i loro piccoli dai batteri nocivi. Alto con composti secondari, come tannini e alcaloidi, gli animali malsani preferiscono il foraggio.

Poiché tali sostanze fitochimiche hanno anche effetti antivirali, antibatterici, antimicotici e antielmintici, si può supporre che la

fauna selvatica sia specializzata nell'automedicazione.
L'Organizzazione Mondiale della Sanità (OMS) riferisce che i
farmaci convenzionali sono utilizzati da circa l'80% della
popolazione africana. L'uso di estratti di erbe richiede circa
l'85% nella medicina convenzionale.

Questo significherà un'enorme dipendenza dalla fitoterapia. Per
capire il grado di questa dipendenza, si calcola che per ogni 500
cittadini c'è un guaritore tradizionale nell'Africa subsahariana,
mentre per ogni 40.000 cittadini c'è un solo medico. Il valore
dei rimedi naturali nella vita degli africani non può comunque
essere sottolineato troppo. La rinascita dell'attività dei
medicinali a base di erbe in Africa è guidata da molti fattori, tra
cui il costo elevato e l'indisponibilità dei medicinali
convenzionali per le persone con reddito medio.

Un'altra spiegazione è che molte malattie stanno guadagnando
tolleranza alle medicine tradizionali, come la crescente
tolleranza dei parassiti della malaria alla clorochina, che è il
farmaco più economico e più usato in Nigeria per la cura della
malaria.

Un altro caso popolare è la tolleranza batterica agli antibiotici.
Una causa potenziale è anche il fallimento della medicina
ortodossa occidentale di avere rimedio per alcune malattie e
patologie (ad esempio, HIV / AIDS). L'ascesa del virus
dell'immunodeficienza umana ha spinto un ampio lavoro sui

derivati delle piante che possono essere sempre più utili per l'uso nelle nazioni emergenti e sottosviluppate. La considerazione è il minimo o nessun effetto avverso dell'uso di farmaci a base di erbe.

Componenti chimici - metaboliti secondari Diverse piante sintetizzano composti che sono utili all'uomo e ad altri animali per preservare il benessere. Questi contengono composti aromatici, la maggior parte dei quali sono fenoli o loro derivati come i tannini, che si sostituiscono all'ossigeno. La maggior parte sono metaboliti secondari, in cui è stata estratta una quantità ritenuta inferiore al 10 per cento del totale, almeno 12.000. Sostanze come gli alcaloidi agiscono anche come vie di difesa delle piante contro la predazione da parte di microrganismi, insetti ed erbivori. Questo spesso aiuta a proteggere una nicchia di vita di fronte al conflitto con o tra certi animali. Molte delle erbe e delle spezie che gli esseri umani usano per condire i cibi contengono preziosi composti terapeutici.

Una varietà di importanti metaboliti secondari di piante medicinali a base di erbe sono stati anche documentati per essere prodotti coorporation dopo l'infezione fungina endofitica.

Influenza sulla medicina tradizionale Anche molti farmaci attualmente introdotti nella medicina moderna hanno avuto origine dalle piante. L'aspirina è un esempio: il principio attivo della corteccia di salice, somministrato da Ippocrate, è la salicina che si trasforma nell'organismo in acido salicilico. Infine, la scoperta dell'acido salicilico ha contribuito alla produzione dell'acido acetilsalicilico, comunemente noto come aspirina, quando è stato estratto da una pianta nota come olmaria-Filipendula ulmaria. L'Artemisia annua ha offerto l'Artemisinina, l'attuale agente antimalarico prescritto dall'OMS all'umanità. Sono state ottenute anche diverse varianti di questo prodotto. Le ditte farmaceutiche in Nigeria e in altri paesi africani stanno coltivando quest'erba. L'uso dell'ACT nel controllo della malaria in Nigeria è ad un livello più alto. Questo potrebbe contribuire alla suscettibilità alla malaria in nessun periodo futuro. I composti bioattivi di alcuni rimedi a base di erbe includono Rauwolfia serpentina reserpina). La vincristina dal Catharanthus roseus, la chinina dal legno di Cinchona officinalis, la morfina dal Papaver somniferum, la galantamina dalla specie Narcissus Limiti dei medicinali a base di erbe Qui bisogna notare che i medicinali a base di erbe hanno dei limiti. Il più critico tra tutti sono le minime concentrazioni tra i materiali biologicamente attivi che si trovano al loro interno. Lo sviluppo di quantità sufficienti del farmaco per i test clinici e infine per l'uso generale ha bisogno di quantità estremamente grandi. Questo rende il farmaco costoso e inutile per la maggior parte dei pazienti che lo usano, finché non viene raccolto. Quindi un metodo più pratico che include la sintesi completa da input che produrrebbe rendimenti più alti. Un altro approccio è quello di stabilire relazioni struttura-effetto e sintetizzare analoghi strutturali che hanno anche più effetto farmacologico delle interazioni farmaco-erboristeria del prodotto genitore, le interazioni farmaco-erboristeria sono fenomeni tipici che accade nell'uso di farmaci a base di erbe. Le reazioni farmaco-farmaco contribuiscono all'applicazione dei farmaci tradizionali. Infatti, le reazioni possono essere farmacologiche, meccaniche e biochimiche. Per queste reazioni l'attivazione dell'enzima citocromo P450 e i composti bioattivi ad alto peso molecolare che si trovano nei farmaci a base di erbe sono cause probabili. L'uso di rimedi naturali è anche messo a disposizione di farmacisti, medici e altri pazienti. Un potenziale punto di attività è la co-prescrizione di farmaci ortodossi e a base di erbe, l'uso di farmaci a base di erbe per diverse malattie, e le preparazioni poli-erbali. Molti rimedi erboristici in Africa sono contaminati con droghe tradizionali con l'intenzione di aumentare la potenza di questi trattamenti. Queste attività estreme non sono sicure per l'uso delle erbe da parte della comunità. Questo dovrebbe essere evitato dagli appropriati organismi di ispezione, valutazione e regolamentazione, assicurando che siano in vigore processi di controllo della qualità completi.

Standardizzazione dei farmaci a base di erbe La standardizzazione dei farmaci a base di erbe da parte delle agenzie di regolamentazione e delle organizzazioni sanitarie rispetto ai farmaci tradizionali in Africa è relativamente debole.

La standardizzazione delle merci includerà sia i consumatori che
i curanti. È deplorevole l'altitudine lacadica mostrata dal
governo contro questa dimensione delle medicine a base di erbe.
Non c'è praticamente nessuna spiegazione chiara del fatto che il
metodo tradizionale di standardizzazione e controllo non possa
essere usato con i farmaci a base di erbe utilizzando libri e
monografie ufficiali come la British Pharmacopeia, BP, la United
States Pharmacopeia, USP, e il US National Formulary. Mentre
AP è accessibile e in uso in alcuni paesi africani, la farmacopea
africana, ha bisogno di un'analisi approfondita e di un
aggiornamento delle procedure di analisi chimiche e biologiche

I paesi di questo continente hanno bisogno di stabilire e
implementare una farmacopea nazionale come quella della
Nigeria. Questo stabilirebbe un forum per la legislazione e la
standardizzazione dei farmaci a base di erbe.

L'Agenzia nazionale per il controllo degli alimenti, dei farmaci e
dell'amministrazione, NAFDAC, è stata attiva nel controllo delle
medicine a base di erbe negli ultimi 6 anni. Per esempio, in
Nigeria è difficile trovare un prodotto senza un numero
NAFDAC, nell'ultimo mezzo secolo, le tecniche moderne per
testare i farmaci e i rimedi naturali sono notevolmente avanzate.
Perciò è essenziale effettuare una ricerca chimica. Va
sottolineato che nelle procedure di analisi vengono utilizzati
approcci tradizionali e avanzati.

Saranno necessarie attrezzature come la risonanza magnetica nucleare NMR (1D, 2D e 3D), la spettrofotometria infrarossa, la cromatografia liquida ad alte prestazioni HPLC, la spettrometria di massa (ESI-MS, EI-MS, HRS-MS) e la cristallografia a raggi X. Lavoratori ben addestrati per gestire i delicati strumenti e se questo non viene realizzato, i rimedi a base di erbe sono in profondo pericolo di essere mal controllati e i ciarlatani controllati. Come sbocchi credibili di informazioni imparziali e mediche, i farmacisti e gli altri scienziati impiegati nell'area delle medicine a base di erbe si assumeranno questa sfida cruciale dell'introduzione.

Le scuole di farmacia e di medicina richiedono una formazione avanzata in erboristeria per raggiungere questo obiettivo. Questo migliorerebbe ulteriormente i praticanti di erbe tradizionali e includerebbe un'istruzione strutturata.

Farmaci a base di erbe Profilo di tossicità generale e salute Le formulazioni di piante medicinali a base di erbe sono relativamente più sane dei prodotti ortodossi convenzionali. Tuttavia, poiché l'uso dei farmaci a base di erbe si basa in gran parte sulla preferenza del paziente di auto-selezione e auto-somministrazione, quindi il monitoraggio della salute e della tossicità è della massima importanza. Per esempio, le merci adulterate contaminate con additivi potenzialmente pericolosi come i metalli pesanti e i contaminanti di insetti e animali sono talvolta trovate e rimosse dal mercato

Durante l'ingestione di una varietà di farmaci a base di erbe, è coinvolto un assortimento di meccanismi biochimici e farmacologici che certamente suscita risposte del corpo per combattere e metabolizzare i farmaci. Il metabolismo delle formulazioni a base di erbe include l'ossidazione tramite il metodo microsomiale del citocromo P450. Il citocromo P450 è un'ampia comunità di enzimi attivi nell'ossidazione mono-ossidante. La maggior parte delle sostanze vengono detossificate e successivamente escrete dal flusso sanguigno, mentre altre necessitano di una bioattivazione per liberare il materiale attivo. I CYP sono i principali enzimi attivi nel metabolismo e nella bioattivazione dei farmaci, contribuendo a circa il 75% del metabolismo complessivo. Tale enzima può essere ostacolato dalla tossicità di altri composti bioattivi provenienti dalle piante. Un caso tipico è l'uso concomitante di certi farmaci con i frutti d'uva. Di conseguenza, ai medici viene detto di non usare prodotti a base di frutti d'uva.

In alcune comunità è stato documentato che alcuni preparati a base di erbe inducono un'insufficienza renale. Si capisce che queste erbe producono acido aristolochico e furanoditerpeni che vengono metabolizzati attraverso l'attività dell'enzima citocromo p 450. Tutti i pazienti sono stati successivamente identificati con carcinomi degli uroteli a causa della conversione dell'enzima dell'acido aristolochico in possibili cancerogeni.

Possibilità future

Il boom dei rimedi erboristici in Africa ha prospettive promettenti. Le previsioni per il mercato sono fantastiche. Tutto ciò si riprenderà con le proposte commerciali e il sostegno del governo per un settore biotecnologico, migliorando la medicina erboristica sperimentale, educando e riqualificando i praticanti di medicina erboristica, e costruendo e facendo rispettare meccanismi legislativi efficaci per governare e standardizzare la medicina erboristica.

Metodi di preparazione e forme di dosaggio

I metodi di preparazione della medicina a base di erbe possono differire a seconda del luogo e della cultura. Le sostanze chimiche usate nelle piante possono essere nuove o essiccate. Al fine di migliorare la produttività e diminuire la tossicità, un approccio specifico viene selezionato con la pratica. In generale, i metodi di preparazione specifici includono: estrazione- Questo viene elaborato per volume in peso con solvente. Spesso il liquido viene fatto evaporare fino ad ottenere una massa appiccicosa. Le infusioni sono elaborate macerando la materia prima in acqua fredda o calda per un breve periodo di tempo. Per evitare il deterioramento, si può applicare un conservante come il miele.

I decotti sono prodotti facendo bollire parti legnose e facendole ruotare per un periodo di tempo definito. La potassa può essere usata come conservante e come aiuto nell'estrazione.

Le tinture sono infusioni alcoliche che possono essere diluite prima della somministrazione se concentrate.

Cenere - I pezzi essiccati vengono inceneriti in polvere, e setacciati e applicati anche all'acqua o al cibo.

Varie - Altre categorie comprendono linimenti in formulazioni liquide, semiliquide o appiccicose che comprendono le sostanze attive per applicazioni esterne; lozioni che sono prodotti liquidi progettati per l'uso sulla pelle. I cataplasmi sono fatti dalla porzione fresca macerata della pianta e contengono il succo della pianta e applicati sulla pelle. I tabacchi sono erbe secche in polvere che vengono inalate dalle narici. Le piante essiccate possono essere carbonizzate, quindi si usa il loro carbone come tale. I gruel sono cereali / porridge a base di grano, a cui viene applicata la pianta essiccata in polvere o la sua cenere per uso orale. Spesso si preparano miscele con più di una pianta per offrire alle piante composte un beneficio sinergico o potenziante.

Ci sono anche varie forme di gestione. Molte tecniche prevedono il fumo di un sigaro fatto in modo grossolano contenente materiali vegetali essiccati o attraverso l'inalazione passiva, oltre alle vie tradizionali come quella dentale, rettale, topica e nasale. Altri vaporizzano e inalano oli volatili che trasudano dal contenuto della pianta bollente. Questo può essere usato per alleviare tosse, asma o problemi respiratori. I mucchietti sono riservati alle vaschette per sedersi.

In un'indagine globale dei 1000 composti di origine vegetale più comuni nel 2010, sono stati pubblicati 156 studi clinici, di cui circa la metà dei prodotti vegetali erano preclinici (cultura cellulare e ricerca animale) e 120 di essi (12%) Anche se le piante valutate sono disponibili in commercio nel mercato occidentale, non esiste uno studio rigoroso delle loro prestazioni, e cinque di essi sono tossici o allergenici. Questa constatazione ha portato gli autori a concludere che: "Dovrebbero essere scoraggiate o proibite.

Nove piante valutate in studi clinici umani includono: Althaea of ficinalis (Marshmallow), Calendula officinalis (Calendula), Centella, Centella, Echinacea, Passiflora incarnata (Passiflora), Punica granatum (Melograno), Vaccinium macrocarpon (Cranberry), Vaccinium Vaccinium (Bilberry), e Valeriana (Valerian).

Nel 2015, il Dipartimento della Salute del governo australiano ha pubblicato i risultati di una revisione delle terapie alternative, che ha cercato di determinare l'idoneità delle assicurazioni sanitarie; le terapie a base di erbe erano uno dei 17 argomenti valutati, ma non è stata trovata alcuna prova valida.

Per stabilire linee guida per valutare la sicurezza e l'efficacia dei prodotti a base di erbe, l'Agenzia Europea dei Medicinali fornisce criteri per valutare e classificare la qualità degli studi clinici sulle monografie nella preparazione dei prodotti a base di erbe. Negli Stati Uniti, il National Institutes of Health presso il National Center for Complementary and Comprehensive Health finanzia studi clinici su composti a base di erbe, fornisce schede informative che valutano la sicurezza, la potenza potenziale e gli effetti collaterali di molte fonti vegetali, e mantiene i prodotti a base di erbe Della ricerca clinica.

Secondo il Cancer Research UK a partire dal 2015, "non ci sono forti prove da parte delle persone che la medicina a base di erbe possa trattare, prevenire o curare il cancro."

Prospettive future

I potenziali punti di vista in questo campo includono: Tutti i paesi della regione africana otterranno l'accettazione della pratica medica convenzionale mettendo in vigore leggi e legislazioni che devono essere applicate rigorosamente per assicurare che i PTA siano formati e autorizzati mantenendo le loro culture e costumi. Dovremo essere rilasciati con certificati validi, da aggiornare regolarmente.

Incorporazione di programmi che creerebbero un'atmosfera incoraggiante per lo sviluppo delle capacità, la ricerca e la crescita, così come la produzione di farmaci a base di erbe tradizionali di alto livello Il valore della medicina tradizionale a base di erbe e l'introduzione della medicina moderna nella lotta contro le malattie prioritarie come la malaria, HIV / AIDS, diabete, anemia falciforme, ipertensione e tubercolosi

Innalzare la qualità della medicina erboristica convenzionale africana a livelli universali attraverso la cooperazione tra paesi. Se realizzata, la medicina erboristica africana avrà un ruolo impressionante nel sistema sanitario mondiale.

Quali sono alcuni degli integratori a base di erbe più comuni

L'elenco degli integratori a base di erbe in crescita qui sotto è solo per esigenze informative. Parlate con il medico di diverse malattie o segni che potete incontrare. Non fare autodiagnosi prima di consumare alcuni rimedi a base di erbe, si prega di parlare con il medico.

Cohosh nero: Questa pianta arbustiva del Nord America orientale deriva il suo nome dal termine nativo americano per "duro" (riferendosi alla sua struttura della radice). È ampiamente utilizzato per i disturbi della menopausa, il disagio sessuale, gli spasmi uterini e la vaginite.

Echinacea: L'echinacea è talvolta usata per migliorare la risposta digestiva del corpo, ed è spesso considerata una protezione contro il raffreddore e l'influenza. Questa erba nativa americana è a volte conosciuta come il coneflower viola.

Enotera: L'estratto di questa pianta fiorita, di colore giallo chiaro, può essere utile nella crescita dei sintomi dell'artrite e della sindrome premestruale (PMS).

Partenio: Gli effetti antidolorifici del partenio sono stati riportati sia negli attacchi di emicrania che nei crampi mestruali.

Aglio: L'aglio è ampiamente utilizzato per i disturbi cardiovascolari come tassi elevati di colesterolo e trigliceridi correlati al rischio di aterosclerosi.

Gingko biloba: Questa pianta è usata per molteplici disturbi legati all'età, tra cui l'alterazione della circolazione e la perdita di memoria.

Ginseng: Usato come tonico generale per migliorare l'equilibrio generale del corpo, il ginseng è trovato efficace nell'elevare i tassi di energia e migliorare la tolleranza allo stress.

Goldenseal: Questa pianta, originaria dell'America, è famosa per le sue proprietà lenitive e la sua qualità di antisettico, o germ-stop. Si usa anche per il raffreddore e l'influenza, ed è spesso comune quando è infiammato o dolente per rilassare il rivestimento del naso.

Tè verde: Questa pianta è usata per combattere la stanchezza, ridurre l'arteriosclerosi e altri tumori, abbassare il colesterolo e aiutare a perdere peso.

Biancospino: il biancospino è popolarmente usato per diversi disturbi legati al cuore e promuove l'angina, l'aterosclerosi, le malattie cardiache e la cura della pressione sanguigna elevata.

Saw palmetto: Saw palmetto, una malattia popolare nelle persone oltre i 50 anni di età, può essere usato per la prostata gonfia.

Erba di San Giovanni: Crescita selvatica con semi gialli, questa pianta è stata usata per decenni nella cura delle malattie psichiatriche. Oggi, la depressione da lieve a moderata è una prescrizione comune.

È necessario notare che i prodotti a base di erbe non sono controllati dalla FDA, e quindi non sono stati valutati in uno studio clinico approvato dalla FDA per dimostrare la loro efficacia nel curare o controllare le condizioni mediche. Parlate con il medico degli effetti e parlate prima di usare i rimedi a base di erbe.

Capitolo terzo

Sfide associate al monitoraggio della sicurezza dei farmaci a base di erbe

Con la massiccia assunzione globale di articoli a base di erbe e medicinali, è giunto il momento di includerli nei programmi di farmacovigilanza. Solo in termini di esposizione della comunità, i pericoli associati all'uso di farmaci a base di erbe devono essere riconosciuti, e in questo senso, la protezione di tali articoli è diventata una questione di notevole interesse per la salute pubblica.

Non c'è dubbio che i crescenti casi di avvelenamento legati all'uso di prodotti medicinali a base di erbe in molte parti del mondo negli ultimi tempi richiedono la necessità di garantire una valutazione completa della tossicità insieme al successo della farmacovigilanza di tali prodotti al fine di incoraggiare il loro uso sano e proteggere la sicurezza pubblica La produzione e l'applicazione di regolamenti convenzionali o pharma-covigilance Spesso affrontato e problemi specifici per molti paesi includono quelli relativi allo status giuridico, la salute e la valutazione di efficacia, garanzia di qualità, conformità di protezione, e insufficiente o limitata consapevolezza di convenzionale, complementare / alternativa, e farmaci a base di erbe all'interno delle autorità nazionali di regolamentazione dei farmaci.

Sfide relative allo stato normativo dei farmaci a base di erbe

La descrizione e la categorizzazione dei medicinali a base di erbe varia da paese a paese. A seconda delle leggi sugli alimenti e sui medicinali, in vari paesi una singola pianta medicinale può essere elencata come una verdura, una verdura pratica, un aiuto dietetico o un farmaco a base di erbe.

Questo provoca notevoli difficoltà nell'identificare la definizione di prodotti terapeutici a base di erbe ai fini del controllo nazionale dei farmaci, pur ingannando pazienti e clienti. Per cominciare, negli Stati Uniti gli alimenti naturali sono regolati dal Dietary Supplement Health and Education Act (DSHEA) del 1994 (U.S. Food and Drug Administration, 2012).

Per natura, un integratore alimentare è una sostanza consumata e destinata a completare la dieta e comprende un "ingrediente dietetico". Vitamine, minerali, spezie o altri prodotti botanici possono essere gli ingredienti dietetici di tali alimenti (U.S. Food and Drug Administration, 2011). In generale, non sono necessari ulteriori test di tossicità secondo il DSHEA se l'erba era sul mercato prima del 1994 (National Institute of Health (NIH) Office of Dietary Supplements, 2011). La FDA ha la responsabilità di dimostrare che un farmaco di medicina naturale o un "componente dietetico" è velenoso o non adatto all'uso. Il grande problema in molti paesi è che la conoscenza legislativa sui prodotti medici a base di erbe non è ancora scambiata tra i regolatori e i centri di sperimentazione sanitaria o i centri di farmacovigilanza.

Sfide relative alla valutazione della sicurezza e dell'efficacia

Non c'è dubbio che i criteri e le procedure di test, le linee guida e i metodi necessari per determinare la salute e l'efficacia dei farmaci vegetali sono molto più complicati di quelli necessari per i prodotti farmaceutici tradizionali o ortodossi.

Un singolo rimedio a base di erbe o pianta medicinale può contenere centinaia di costituenti naturali, e può contenere molte volte la quantità in una sostanza medicinale a base di erbe miscelate. Supporre un principio attivo estratto dall'erba vera e propria da cui il rimedio a base di erbe è sviluppato o prodotto sarà enorme in termini di tempo ed energia necessari. Un tale esame può essere praticamente impossibile, specialmente quando un prodotto a base di erbe è una miscela di due o più erbe

Sfide relative al controllo di qualità delle medicine a base di erbe

La consistenza delle materie prime utilizzate nella produzione di farmaci a base di erbe definisce principalmente la salute e l'efficacia di tali rimedi erboristici. In genere, la natura delle materie prime dipende non solo da influenze intrinseche (genetiche), ma anche da influenze estrinseche come le circostanze ambientali, le buone pratiche agricole e le buone pratiche di raccolta (GACP) delle piante medicinali, comprese la varietà e la coltivazione delle piante. È la convergenza di queste condizioni che rende il monitoraggio della qualità delle materie prime dei farmaci a base di erbe difficile da attuare.

La giusta identificazione degli organismi delle piante medicinali, la manipolazione specifica e i metodi di sanificazione e pulizia specifici per i diversi materiali sono criteri essenziali per la garanzia della qualità delle materie prime secondo le buone pratiche di fabbricazione (GMP).

Una delle maggiori sfide che a volte si incontrano nel controllo di qualità dei prodotti medicinali vegetali finiti, in particolare dei prodotti vegetali misti, è la difficoltà di decidere quando tutte le piante o i materiali di partenza sono inclusi (WHO, 2005b). I criteri e le procedure di base per l'assicurazione della qualità dei prodotti erboristici finiti, tuttavia, rimangono molto più complicati di quelli di altri prodotti farmaceutici (WHO, 2003, 2004, 2005b). Inoltre, per garantire la salute e l'efficacia dei farmaci vegetali, l'OMS tende a prescrivere meccanismi di monitoraggio e controllo della qualità nei paesi in cui i farmaci vegetali sono regolati, come requisiti e criteri nazionali di qualità per i prodotti vegetali, GMP per i farmaci vegetali, sistemi di etichettatura e di licenza per la lavorazione, l'importazione e la commercializzazione (OMS, 2004).

Negli ultimi anni, le questioni relative all'uso crescente di prodotti a base di erbe nei paesi industrializzati, la dipendenza di molte persone che vivono nei paesi in via di sviluppo dalle piante come fonte principale di prodotti medicinali, insieme all'assenza o allo scarso controllo dei prodotti medicinali a base di erbe nella maggior parte dei paesi e le preoccupazioni di alto profilo per la salute hanno aumentato la consapevolezza della necessità di tracciare la protezione e approfondire la comprensione

Gli effetti avversi derivanti dall'uso di medicinali a base di erbe sono dovuti a molte cause, tra cui l'abuso di organismi vegetali errati, l'adulterazione di prodotti a base di erbe con alcuni medicinali non dichiarati, la contaminazione di sostanze chimiche dannose o pericolose, il sovradosaggio, l'abuso di medicinali a base di erbe da parte di operatori sanitari o clienti e l'uso di medicinali a base di erbe concomi.

Mentre la valutazione della protezione dei prodotti medicinali a base di erbe è diventata una preoccupazione significativa per i clienti, le autorità di regolamentazione e gli operatori sanitari, l'esame degli esiti avversi dovuti all'uso di tali prodotti è molto più complicato che con i prodotti farmaceutici tradizionali.

Questo è spesso inteso che la determinazione della salute è complicata da considerazioni come le radici geografiche del materiale farmacologico, i metodi di produzione specifici, la via di somministrazione e la conformità con altre medicine. Inoltre, la mancanza di informazioni e/o un'attenzione inadeguata è posta sul significato della botanica tassonomica e della registrazione dalla maggior parte dei produttori di farmaci a base di erbe e questo presenta sfide specifiche durante la selezione e la lavorazione delle piante medicinali a base di erbe.

Per quanto riguarda le piante medicinali è importante usare i nomi binomiali più conosciuti (compresi i loro sinonimi binomiali) per eliminare l'ambiguità causata dai nomi generici. Per cominciare, ci sono almeno 11 nomi diversi di Artemisia absinthium L., che include un derivato narcotico attivo ed è in grado di indurre disturbi del SNC e una diffusa degradazione mentale. Sette dei nomi tradizionali hanno poca relazione con il nome botanico. Poiché i nomi generici sono comunemente usati, l'heliotropium europaeum (eliotropio), che include alcaloidi attivi epatotossici della pirrolidina, è talvolta confuso con la Valeriana officinalis (eliotropio del giardino), considerata come un valore sedativo e calmante per i muscoli.

Questo spiega perché, quando si registrano le reazioni avverse ai farmaci a base di erbe, è essenziale includere il nome scientifico esatto della pianta, il componente vegetale utilizzato e il nome del produttore. Un monitoraggio di successo della salute dei farmaci a base di erbe comporterebbe quindi una cooperazione di successo tra botanici, fitochimici, farmacologi e altre parti interessate importanti.

Capitolo quarto

Come usare la medicina a base di erbe in modo sicuro

I rimedi a base di erbe sono piante e vengono usati come rimedio. La gente usa le medicine a base di erbe per aiutare nella prevenzione delle malattie o nel recupero. Li usano per alleviare il dolore, aumentare la forza, rilassarsi o perdere peso.

Le erbe non sono controllate o controllate come articoli medicinali.

Come si fa a sapere cosa si ha e se è utile? Questa guida vi aiuterà a permettere una sana raccolta e l'uso delle erbe.

Le erbe non sono medicine

Nell'usare una cura a base di erbe bisogna essere pazienti. I rimedi a base di erbe sono una forma di complemento alla vostra dieta. Non sono farmaci. Ecco alcuni elementi che dovreste imparare sulle erbe:

- Le erbe non sono classificate come prodotti medici.

- Le erbe non devono essere rigidamente controllate prima di essere consegnate.

- Le erbe non possono funzionare come dicono.

- Le etichette non dovrebbero essere autorizzate. Il giusto volume di componente potrebbe non essere menzionato qui.

- Molti trattamenti a base di erbe che contengono ingredienti
non elencati in etichetta o inquinanti.

Naturale non significa sicuro

La maggior parte degli individui crede che sia meglio usare le
erbe per curare le malattie piuttosto che prendere dei farmaci.
Le persone hanno usato le piante per decenni in erboristeria.
Pertanto, l'attrazione è veloce da vedere. Ma "normale" non
significa gratis. Molte erbe possono interferire con alcuni
farmaci o essere velenose a grandi concentrazioni, se
somministrate come da istruzioni. Che possono anche avere
effetti collaterali?

Qui sotto ci sono alcuni esempi:

- La kava è una droga che viene usata per alleviare la paura, la
depressione, i sintomi della menopausa e altri disturbi. Molti
esperimenti suggeriscono che la paura funziona. Ma la kava può
fare gravi danni anche al fegato. La FDA ha pubblicato un avviso
contro il suo uso.

- L'erba di San Giovanni può aiutare in caso di depressione da
moderata a lieve. Può quindi interferire con pillole per il
controllo delle nascite, antidepressivi e altri farmaci. Può anche
indurre effetti collaterali, come nausea e stomaco disturbato.

- Lo yohimbe è la corteccia usata nella terapia della disfunzione
erettile. La corteccia può indurre un'elevata pressione

sanguigna, frequenza del polso, ansia e altri effetti collaterali. Può collegarsi alla depressione con altre medicine. Può essere rischioso tenerlo in alta dose anche per un lungo periodo.

Molte erbe sono già state controllate e funzionano bene per la loro funzione prevista. Altri sono anche molto innocui, ma il termine "umano" non vi dirà quali sono sani e quali non sono sicuri.

Come scegliere e usare i rimedi a base di erbe in modo sicuro

Alcune erbe vi faranno sentire più forti e vi aiuteranno a stare bene. Tuttavia è necessario essere un utente informato. Quando usate trattamenti naturali usando queste linee guida.

- Guardate attentamente gli argomenti che circondano il farmaco. Come spiegare il prodotto? È una pillola di grasso "miracolosa" che "si scioglie"? Funziona più efficacemente delle cure normali? È un peccato che non si voglia incontrare l'operatore sanitario e le compagnie farmaceutiche? Queste affermazioni sono bandiere d'allarme. Se qualcosa sembra troppo incredibile per essere reale, sicuramente non lo è.

- Si noti che i "miti della vita reale" non sono fatti reali. La maggior parte dei racconti della vita reale sono commercializzati. Anche se la citazione proviene da una fonte, non c'è alcuna prova che molti utenti possano avere le stesse prestazioni.

- Parlate con il fornitore prima di provare un programma. Dite per le loro riflessioni. Il prodotto è sicuro? Quali sono le probabilità che funzioni? Ci sono pericoli? Interferisce con certi prodotti farmaceutici? Incasina le medicine che prendi?

- Acquistate solo da ditte che sono accreditate sull'adesivo, come "USP Verified" o "ConsumerLab.com Approved Standard". I prodotti con queste certificazioni promettono di testare i loro prodotti per coerenza ed efficienza.

- Non offrire ai bambini prodotti a base di erbe o usarli se hai 65 anni o più. In secondo luogo, parlate con il fornitore.

- NON deve usare erbe mentre sta prendendo alcuni farmaci senza riferirsi al medico.

- Se si sta allattando o si sta allattando al seno, non dovrebbe usarli.

- NON dovrebbe usarli a meno che non si stia subendo una procedura.

- Fate sempre sapere al produttore esattamente quali erbe state usando. Influenzeranno anche i farmaci che state prendendo, qualunque sia il farmaco che prendete.

Capitolo quinto
Ricette di rimedi a base di erbe

Le etichette delle erbe acquistate nei negozi non mostrano mai come vengono coltivate le piante, per non parlare di quanto tempo nei loro contenitori di plastica i semi sono sottoposti alla luce e alle temperature estreme durante la lavorazione. Create le vostre per assicurarvi che le erbe medicinali siano della massima consistenza e potenza.

"Il vantaggio principale è quello di poter stabilire un'amicizia con questa pianta", un erborista e istruttore della Herbal Studies School of California.

Melissa (Melissa officinalis) I grassi, i tannini e gli amari nelle foglie e nei fiori profumati di melissa forniscono un'influenza calmante e antispasmodica sullo stomaco e sul sistema nervoso. Secondo un rapporto del 2008, potrebbe aiutare a respingere virus come l'herpes simplex se usato topicamente.

La melissa fatta in tisane o tinture a base di glicerina è deliziosa e abbastanza morbida per i bambini.

L'annuale calmante ed edificante permette al giardino una bella macchia di verde vivido, che è una pianta perfetta per crescere nuova. Dopo sei mesi l'erba secca perde la sua efficacia. Guarda questa bevanda di melissa e menta piperita.

Menta piperita (Menthax piperita) Menta piperita e menta piperita nel dentifricio e nelle gomme da masticare sono sapori comuni. Ognuno di essi fornisce una sensazione profondamente calmante, anche se è confermato dal National Center for Complementary and Integrative HealthTrusted Source (NCCIH) che la menta piperita offre un farmaco più potente del suo parente.

La menta piperita preparata come tè allevia i disagi intestinali come l'indigestione e il vomito. Se usata topicamente come crema o lozione, può anche lenire i muscoli doloranti.

Entrambe le zecche si disperdono in una serra lussureggiante. Pensa a coltivare ogni pianta nella sua grande ciotola. Raccogliete le foglie poco prima della fioritura. Molto di più, e probabilmente inizieranno a puzzare di salato.

Rosmarino Il rosmarino (Rosmarinus officinalis) è il vero rivitalizzante. Questa erba annuale legnosa aumenta la vitalità e la speranza e, aggiungendo più ossigeno al cervello, affina la memoria e la concentrazione. Quando si ha voglia di una seconda chance, è un sostituto perfettamente calmante della caffeina.

Una fila di queste piante, che sono longeve e tolleranti alla siccità, crea uno splendido paradiso sempreverde e amico delle api. Potete aver bisogno di una sola pianta nel vostro giardino - un po' va molto lontano.

Mullein (Verbascum thapsus) Le proprietà rilassanti del Mullein che aiutano a guarire le infezioni respiratorie bronchiali. Le foglie sono anche applicate a formule per la tosse.

Offri un sacco di spazio a questa magnifica e maestosa biennale, e rimani a bocca aperta. Il forte stelo dai fiori gialli può sorgere all'interno di una rosetta di foglie dense e ruvide, che si estende per quasi 6 piedi fino all'orizzonte.

Annuncio Ricevi risposte in pochi minuti da uno specialista, Ogni volta che hai domande mediche? Collegati online o al telefono con un medico professionista qualificato. Pediatri e altri professionisti sono disponibili 24 ore su 24, 7 giorni su 7.

CHIEDETE AD UN MEDICO ORA Timo (Thymus vulgaris) I fragili steli e le minuscole foglie di questa pianta credono nell'enorme forza che gli europei le attribuivano nel Medioevo. Alcuni confidavano nel potere dell'erba per aumentare il coraggio e per respingere gli incubi.

Per evitare raffreddori e influenze invernali, gli erboristi moderni si concentrano sugli effetti antibatterici e antisettici degli oli di timo. Oltre ai tipi dritti, ci sono altre cultivar, tra cui varietà di agrumi dal sapore dolce che sono ottimi rimedi per il pancino dei bambini. Per saperne di più sui vantaggi del timo per la pelle.

Lavanda (Lavandula) Secondo alcuni studiTrusted Source, nota da tempo per il suo delizioso profumo, la lavanda offre spesso vantaggi medicinali come un antidepressivo moderato che può sostenere il sistema nervoso. Per calmare il dolore, l'ansia e l'insonnia, applica l'olio di lavanda sulla pelle. Questo è usato per curare le scottature e le rughe anche nelle creme.

Gli habitat morbidi, soleggiati e asciutti favoriscono le piante legnose di lavanda. Aggiunti alle insalate, allo zucchero, al cioccolato, alla limonata e persino ai biscotti di pasta frolla, i nuovi fiori sono deliziosi in piccole dosi. Se sei un esperto, considera di cucire i fragranti fiori secchi su un cuscino riscaldante medicinale o su un cuscino per gli occhi.

La camomilla (Matricaria recutita), delicata e profumata come una mela, dimostra che moderato non significa inattivo. Viene coltivata principalmente per i suoi piccoli fiori dal ventre giallo.

La NCCIHTrusted Source nota che la camomilla è tra le medicine più sicure per trattare i bambini con coliche, tensione ansiosa, allergie e disturbi di stomaco. In realtà, dopo il suo estenuante inseguimento nel giardino del signor McGregor, fu la camomilla che la madre di Peter Rabbit cucinò per lui!

Alleati nel giardino delle erbe Tali erbe facili da coltivare offrono benefici per la salute sia alla serra che ai parenti. Alcune, come le api, attirano insetti benefici. Possono anche aiutare a respingere i parassiti nocivi dalle piante circostanti più vulnerabili.

Scegliete le piante che si adattano alle condizioni di sole, acqua e temperatura del vostro giardino. Rosmarino, lavanda e verbasco, per esempio, si adattano idealmente a zone umide e secche in pieno sole. Il cilantro e la menta preferiscono regioni umide e ombreggiate.

Calendula (Calendula officinalis)

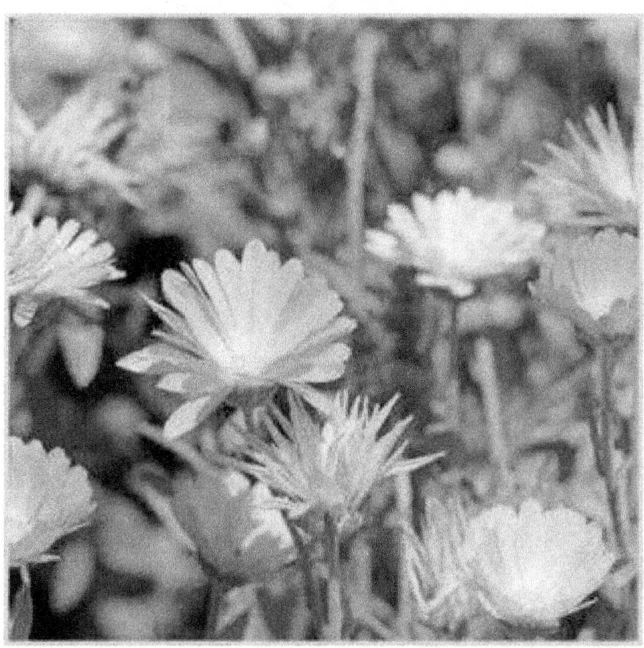

Spesso riconosciuto come Calendula Bowl Marigold, è un antimicotico, antisettico, amico delle ferite di millenni. I petali di questo felice fiore giallo e arancione, simile a una margherita, offrono diverse proprietà lenitive per la pelle in cosmetici naturali e creme per pannolini.

La calendula è una pianta annuale a crescita libera che fiorisce durante la stagione. Fornisce un buon complemento ai giardini completamente soleggiati. Raccogliete i nuovi petali. Dovreste anche asciugare i fiori interi fino a quando non sviluppano i semi - che si chiudono la sera.

Cilantro (Coriandrum sativum)

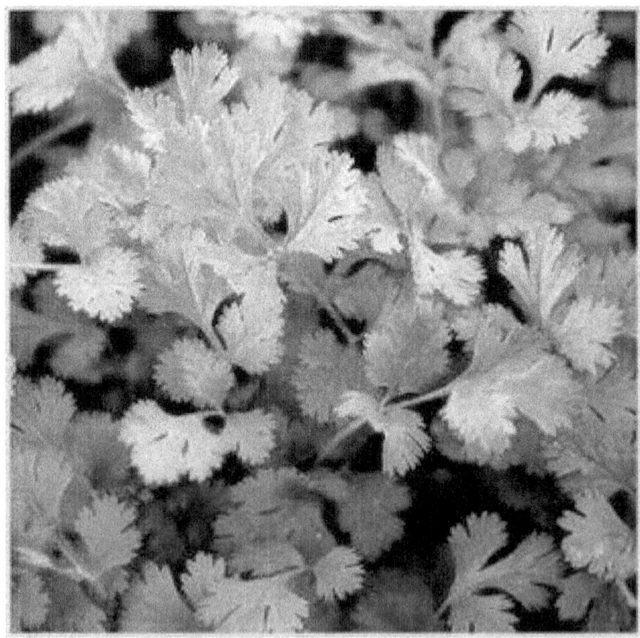

Cilantro (Coriandrum sativum) Il cilantro ha un gusto speciale che piace o non piace alla gente. Anche i piatti messicani e thailandesi sono guarniti con i semi. I semi sono un componente principale nei curry indiani, conosciuti come coriandri.

Sono pochi quelli che pensano a questa pianta come un'erba terapeutica, ma la ricercaTrusted Source rivela che è un efficace aiuto digestivo e può estrarre metalli pesanti e altri agenti nocivi dal corpo.

Il cilantro cresce bene in un giardino freddo e umido e si spegne facilmente quando fa caldo. Cerca nelle ditte di sementi i tipi con bulloni lenti. Per pulire il pesto di coriandolo usa questo metodo.

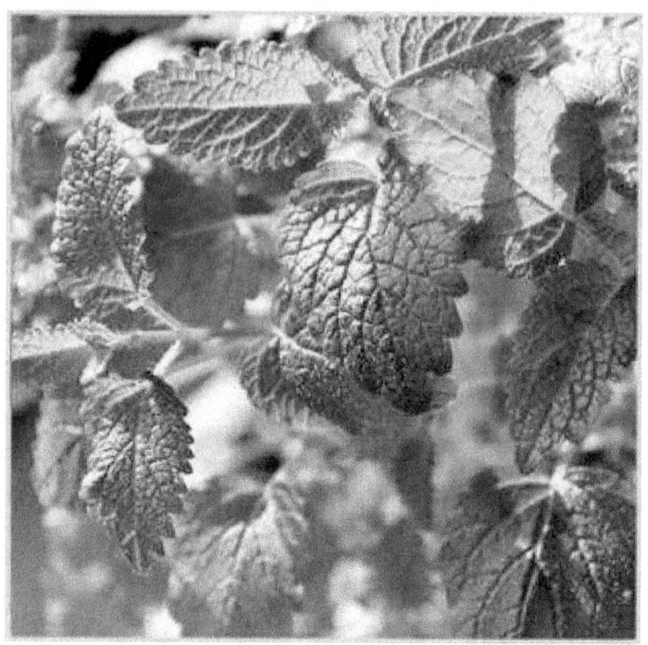

Nelle fragranti foglie e fiori della melissa i grassi, i tannini e gli amari hanno un effetto calmante e antispasmodico sullo stomaco e sul sistema nervoso. Se applicata topicamente, aiuta a respingere i virus come l'herpes simplex.

La melissa fatta in tisane o tinture a base di glicerina è deliziosa e abbastanza morbida per i bambini.

L'annuale calmante ed edificante permette al giardino una bella macchia di verde vivido, che è una pianta perfetta per crescere nuova. Dopo sei mesi la pianta essiccata perde qualsiasi potenza.

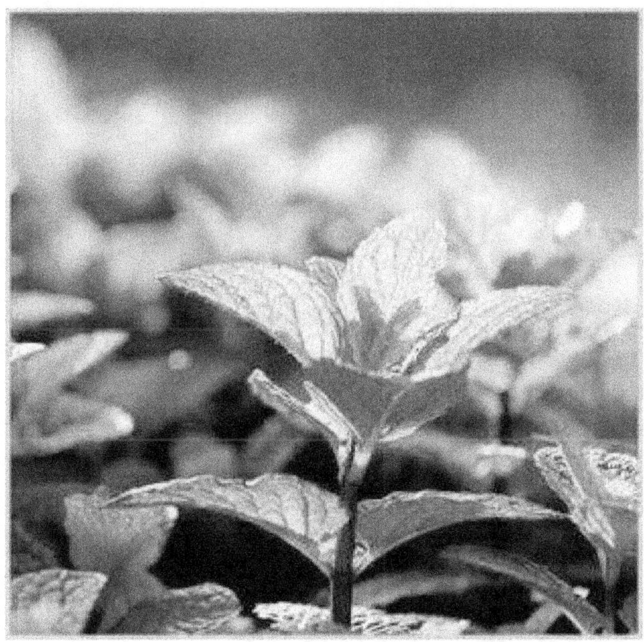

Menta piperita e menta piperita nel dentifricio e nelle gomme da masticare sono gusti comuni. Ognuno di essi offre una sensazione profondamente calmante, anche se è confermato dal National Center for Complementary and Integrative HealthTrusted Source (NCCIH) che la menta piperita offre un farmaco più potente del suo parente.

La menta piperita preparata come tè allevia i disturbi di stomaco come l'indigestione e il vomito. Se usata topicamente come crema o lozione, può anche lenire i muscoli doloranti.

Entrambe le zecche si disperdono in una serra lussureggiante. Pensa a coltivare ogni pianta nella sua grande ciotola.

Raccogliete le foglie poco prima della fioritura. Molto di più, e probabilmente inizieranno a puzzare di salato.

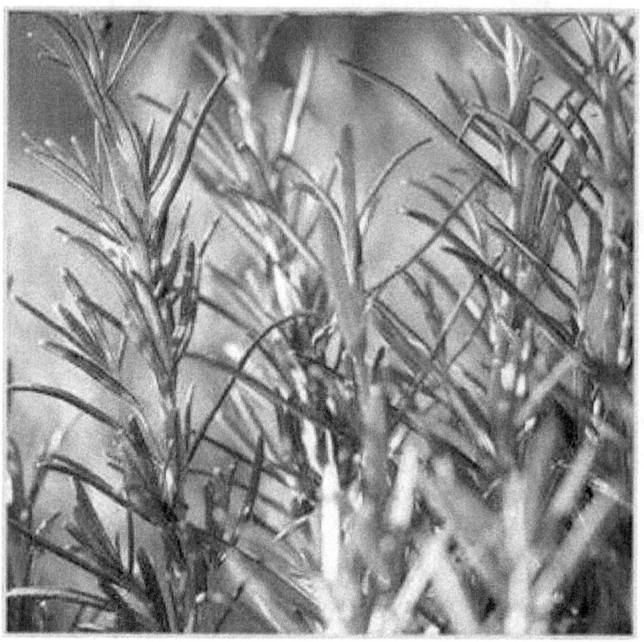

Il rosmarino è un grande rivitalizzante. Questa erba legnosa annuale aumenta la vitalità e la speranza e, aggiungendo più ossigeno al cervello, affina la memoria e la concentrazione. Quando si ha voglia di una seconda chance, è un sostituto perfettamente calmante della caffeina.

Una fila di queste piante, che sono longeve e tolleranti alla siccità, crea uno splendido paradiso sempreverde e amico delle api. Potete aver bisogno di una sola pianta nel vostro giardino - un po' va molto lontano.

Verbasco (Verbascum thapsus)

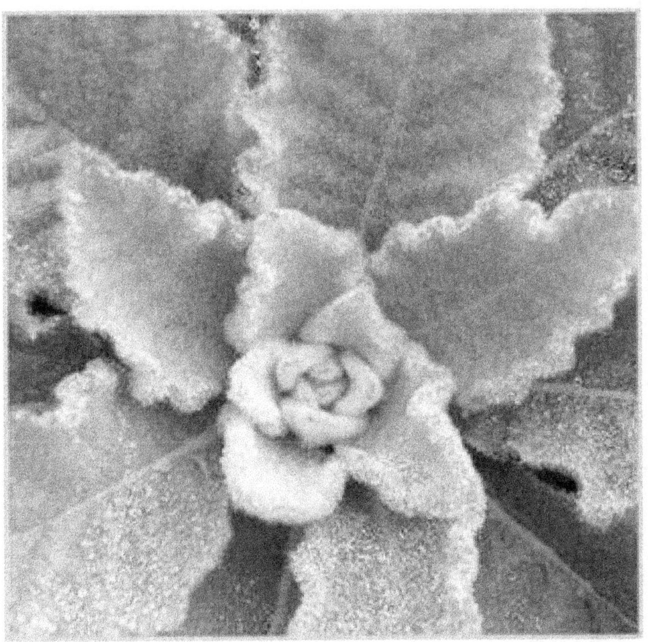

Le proprietà calmanti del verbasco possono aiutare a trattare le infezioni bronchiali nasali. Le foglie sono anche applicate a formule per la tosse.

Offri un sacco di spazio a questa magnifica e maestosa biennale, e rimani a bocca aperta. Il forte stelo dai fiori gialli può sorgere all'interno di una rosetta di foglie dense e ruvide, che si estende per quasi 6 piedi fino all'orizzonte.

Timo (Thymus vulgaris)

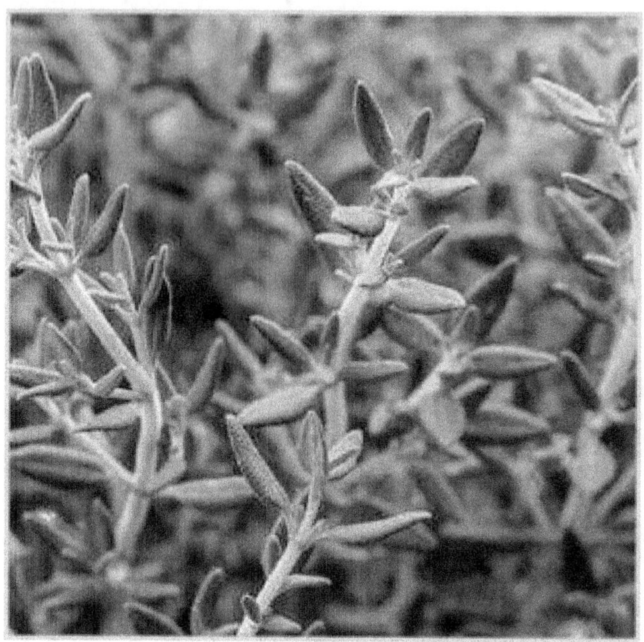

I fragili steli e le minuscole foglie di questa pianta credono nell'immensa forza che gli europei le attribuivano nel Medioevo. I più confidavano nel potere dell'erba di aumentare il coraggio e di respingere gli incubi.

Per evitare raffreddori e influenze invernali, gli erboristi moderni si concentrano sugli effetti antibatterici e antisettici degli oli di timo. Oltre ai tipi dritti, ci sono altre cultivar, tra cui ceppi di agrumi dal sapore dolce che sono ottimi rimedi per il pancino dei bambini.

Lavanda (Lavandula)

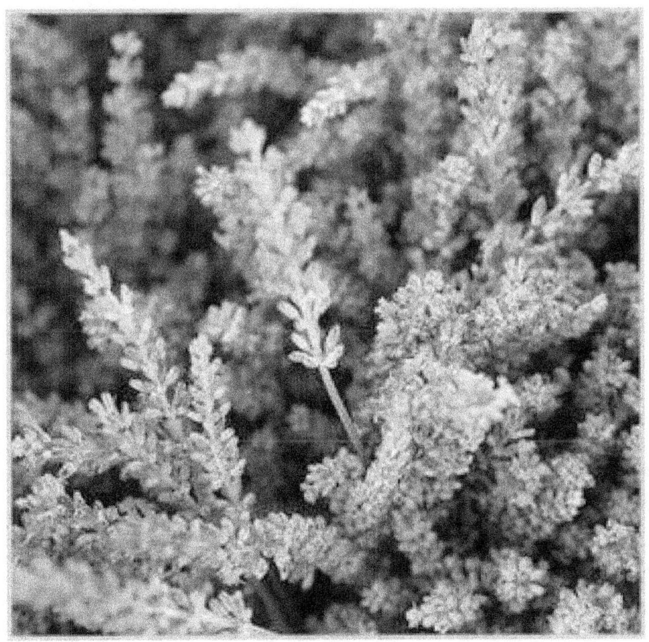

Conosciuta anche per il suo delizioso profumo, la lavanda offre anche vantaggi medicinali come antiossidante moderato che può sostenere anche il sistema nervoso, applicando l'olio di lavanda al bagno per alleviare il dolore, l'ansia e l'insonnia. Si usa anche per curare le scottature e l'acne nelle creme.

Le piante legnose di lavanda amano le condizioni calde, umide e soleggiate. Aggiunti alle insalate, allo zucchero, al latte, alla limonata e persino ai biscotti di pasta frolla, i fiori freschi sono deliziosi in piccole dosi. Se sei pratico, considera di cucire i fragranti fiori secchi su un cuscino riscaldante alle erbe o un cuscino per gli occhi.

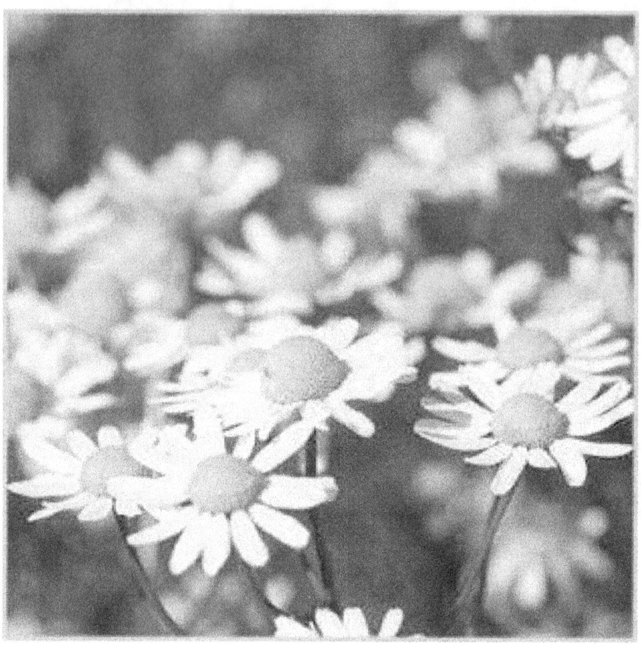

Delicata, la camomilla dal profumo di mela rivela che moderata non significa inefficace. Viene coltivata principalmente per i suoi piccoli fiori dal ventre giallo.

La camomilla è una delle medicine più sicure per alleviare coliche, dolori nervosi, malattie e disturbi digestivi infantili. In realtà, dopo il suo estenuante inseguimento nel giardino del signor McGregor, fu la camomilla che la madre di Peter Rabbit cucinò per lui!

Alleati del giardino delle erbe

Queste erbe facili da coltivare possono offrire benefici per la salute al vostro giardino e alla vostra famiglia. Molte attirano insetti benefici, comprese le api. Aiuteremo anche a respingere i parassiti indesiderati che circondano le specie più vulnerabili.

Scegliete le piante che si adattano alle condizioni di sole, acqua e temperatura del vostro giardino. Rosmarino, lavanda e verbasco, per esempio, si adattano idealmente a zone umide e secche in pieno sole. Sia il coriandolo che la menta amano le zone calde e umide all'ombra.

Capitolo sesto
Rimedi erboristici per disturbi comuni

Siamo estremamente grati per i miracoli della scienza moderna, ma troviamo ancora che l'esperienza secolare e le terapie a base di erbe valgano la pena di essere perseguite quando qualcosa non va nel nostro benessere. Potrai anche ridurre spontaneamente i segni di specifiche condizioni di salute utilizzando la forza innata di erbe, oli essenziali, diete dense di nutrienti, digitopressione e persino movimenti vigorosi.

Naturalmente, puoi anche chiedere a un medico un programma di recupero dettagliato per risolvere problemi di salute specifici, ma dovresti anche considerare di integrare uno qualsiasi di questi trattamenti naturali nella tua vita. Quindi, se ti piace prevenire complicazioni con il seno o la diarrea, l'osteoporosi o l'alitosi, ti abbiamo coperto. Qui ci sono 101 rimedi naturali per malattie crescenti, dal succo di sottaceti all'olio di menta piperita.

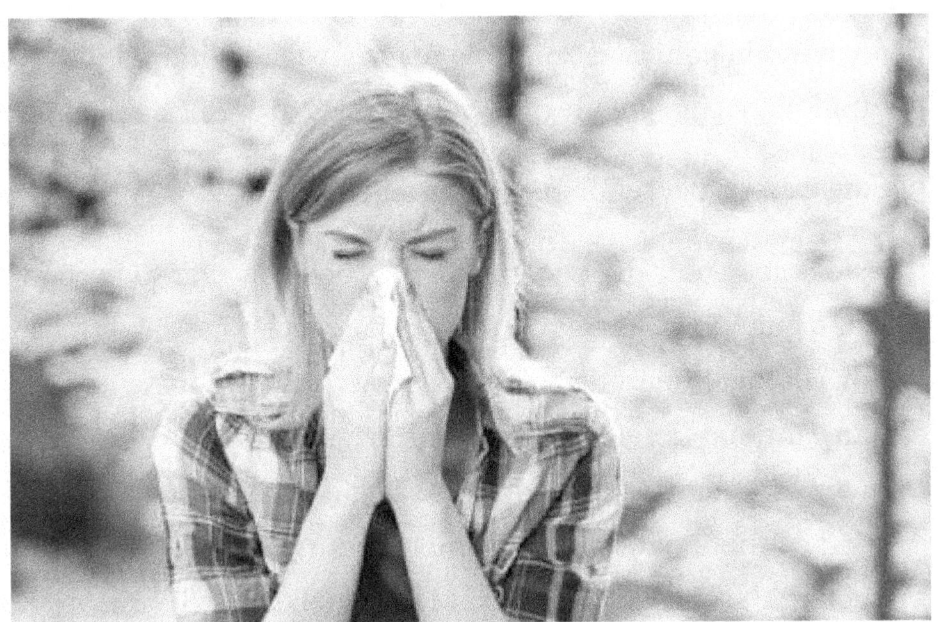

1. Tosse: Il miele

Il miele è un comprovato soppressore della tosse naturale. Gli studi hanno dimostrato che l'assunzione di 2 cucchiaini di miele 30 minuti prima di dormire riduce l'entità e la durata della tosse allergica o da raffreddamento durante la notte.

2. Febbre da fieno: Estratto di corteccia di pino

La corteccia di pino produce una miscela speciale di bioflavonoidi e acidi organici che i nativi americani hanno usato per anni per rendere calmanti gli estratti di pino e i tè. Gli studi hanno dimostrato che l'assunzione di estratto di corteccia di pino riduce i dolorosi sintomi oculari e nasali della febbre da fieno in modo naturale. Controlla nel negozio di alimenti naturali più vicino gli integratori di estratto di corteccia di pino.

3. Congestione del seno: Tonico piccante

Questo Spicy Tonic di Everyday Roots è bello da avere a portata di mano quando si affronta la tosse o la congestione dei seni freddi. Gli ingredienti usati funzionano entrambi come espettoranti naturali (aiutando il corpo a sbarazzarsi del catarro) o decongestionanti (calmando i passaggi nasali che sono stati gonfiati e infiammati.) Herbal Sinus Pressure Relief Spice Tonic: Mescolare 1⁄4 succo di limone con 1⁄4 tazza di aceto di sidro di mele in una pentola e portare a ebollizione.

Mescolare 3 cucchiai di miele fresco e 1⁄4 cucchiaino di pepe di Caienna e zenzero macinato ciascuno.

Conservare la miscela in un luogo fresco e buio in un barattolo - prendere 1-2 cucchiai al giorno come richiesto. (Agitare prima dell'uso) 4. Gonfiore: Uva rossa L'uva rossa è tra i superalimenti che aiutano ad alleviare i sintomi dell'allergia grazie al loro alto contenuto di resveratrolo. Il resveratrolo tende a ridurre l'irritazione polmonare e a liberare il catarro dalle vie respiratorie.

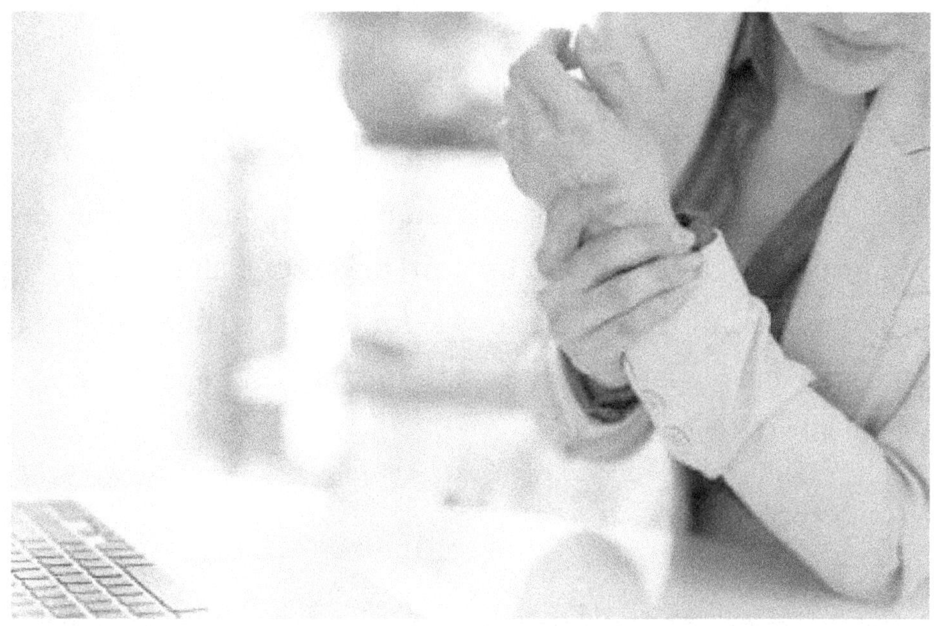

5. Dolore da osteoartrite: capsaicina

Circa 15 milioni di persone sopra i 45 anni soffrono di osteoartrite, che provoca dolore e rigidità delle articolazioni. La capsaicina - la sostanza chimica "morbida" del peperoncino - è un trattamento naturale per il dolore dell'artrite. Trovatela nelle farmacie al banco e aggiungetela topicamente sul viso.

6. Disagio da osteoartrite: Crostata Cherrie

Gli esperimenti hanno dimostrato che le ciliegie crostate tendono a ridurre l'infiammazione persistente che contribuisce al disagio nell'osteoartrite. Sgranocchiare varianti di ciliegia crostata (come Montmorency o Balaton) o bere un bicchiere di succo di ciliegia crostata ogni giorno per alleviare i sintomi di disagio.

7. Artrite reumatoide: Dieta ricca di Omega-3

Tra i principali fattori antinfiammatori presenti nel cibo, uno dei più forti sono gli acidi grassi presenti nel pesce. Salmone, salmone, sardine e sgombro sono le fonti più forti di acidi grassi Omega-3 che possono aiutare a minimizzare l'infiammazione legata all'artrite reumatoide.

Raffreddore e influenza

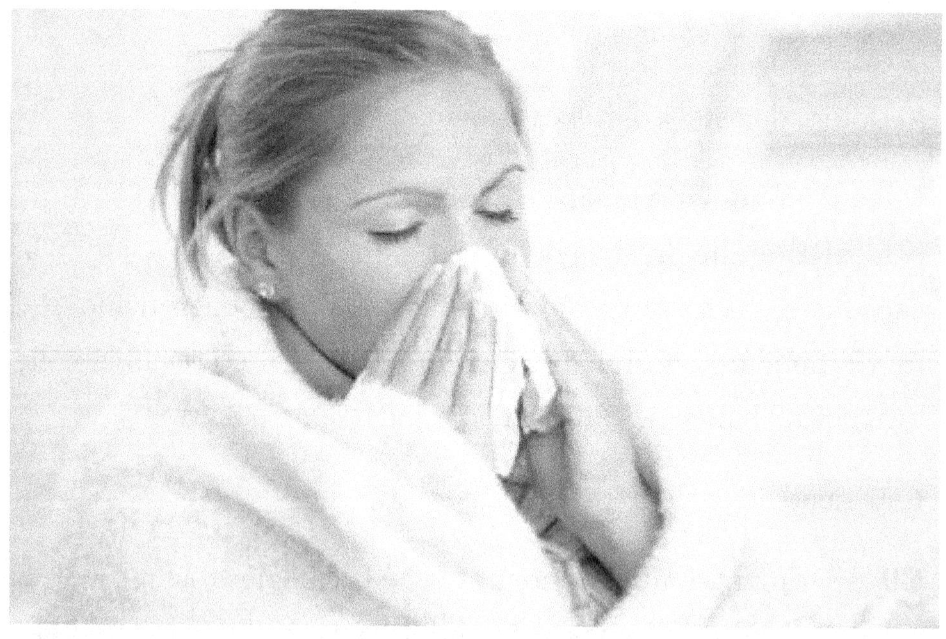

8. Raffreddore: Olio essenziale di thieves

Siamo grandi fan dell'olio essenziale di Thieves, che è una miscela di chiodi di garofano, cannella, eucalipto, rosmarino e agrumi. Questo cocktail di antimicrobici agisce per combattere la diffusione dei virus del raffreddore e dell'influenza. Quando sentiamo arrivare un raffreddore per tenerci al sicuro vogliamo strofinarne un po' sulla carotide o sulla pianta dei piedi.

9. Raffreddore: Echinacea che prende

L'echinacea migliorerà il numero di globuli bianchi, aiutando a combattere le infezioni. Nella farmacia di alimenti naturali più vicina, puoi acquistare l'estratto di echinacea o le pillole di echinacea da usare per tutta la durata del raffreddore.

10. Raffreddore: Beta Carotene

Il beta-carotene è un forte antiossidante che migliora la funzione immunitaria - uno dei nostri redattori giura di aumentare il consumo di prodotti con beta-carotene quando rileva un raffreddore in arrivo! Una buona dose di beta-carotene da prodotti come le patate, la zucca butternut, le zucche e il cioccolato.

11. Raffreddore: Strofinare il petto all'eucalipto

Abbiamo strofinato la Vick's sulle spalle dei nostri figli per anni quando avevano un raffreddore al petto - può anche aiutare a sopprimere una tosse se applicata sulla pianta del piede. Ma siamo ancora affezionati al massaggio toracico all'eucalipto completamente naturale di Puremedy, che funziona quasi altrettanto bene per liberare le vie respiratorie e lenire il mal di gola.

12. Tosse: Cioccolato bianco

Sì, ti stiamo scusando per aver consumato del delizioso cioccolato! Le analisi hanno dimostrato che il cacao ha effetti demulcenti che tendono a placare la tentazione di tossire - quindi trova un paio di pezzi di cioccolato fondente da succhiare o mangiare mentre hai una tosse che proprio non si ferma.

13. Influenza: Limoni

I limoni sono pieni di vitamina C e sono una delle cose più forti che puoi applicare alla tua dieta per mantenerti bene. Bevi acqua calda al limone per migliorare la tua immunità, o per sviluppare la tolleranza all'influenza o al raffreddore.

14. Guarigione: Vitamina C

Parlando di vitamina C, quando stai lottando con la febbre, il raffreddore o altri disturbi, oltre 75 anni di prove scientifiche hanno dimostrato in modo definitivo che la vitamina C ha la capacità di stimolare la "reazione di autoguarigione" del corpo. E sì, vale la pena consumare pillole di vitamina C e fare il pieno di succo di agrumi ogni volta che si decide di risolvere una malattia.

15. Laringite: Olmo scivoloso

La corteccia interna dell'olmo scivoloso è stata usata in medicina
per molto tempo, ed è ancora usata come rimedio per la laringite
in casa. Metti in acqua un po' di olmo scivoloso nuovo. Dovrebbe
trasformarsi in una sostanza simile a un gel - inghiottire il gel
molte volte al giorno, o poi provare le pastiglie di olmo scivoloso.

16. Congestione nasale: Cibi da cucina

Cibi come il finocchio, il basilico, la senape piccante e il rafano
attivano le ciglia - le delicate strutture simili a capelli che
trasferiscono il muco nei passaggi nasali - per aiutare ad
alleviare la congestione. Quando si cerca di curare il naso
chiuso, aggiungete questi ingredienti ai vostri pasti.

17. Congestione nasale: Trattamento con soluzione salina

Quando si soffre di naso chiuso, l'opzione migliore potrebbe
essere la soluzione salina da banco. Noi preferiamo la marca
Ocean - basta seguire le indicazioni e spruzzare il prodotto per
idratare e alleviare la pressione nei passaggi nasali.

18.Sanguinamenti dal naso: Aglio o vitamina K

L'aglio è ricco di zolfo, che aiuta la coagulazione del sangue -
come la vitamina K. Gli integratori di vitamina K dovrebbero
essere presi regolarmente durante l'inverno, o quando si è più
vulnerabili al sangue dal naso.

19. Mal di gola: Chiodi d'aglio

Lenire un collo d'aglio dolorante, che produce sostanze antivirali che uccideranno un virus dell'influenza fino a quando non diventa una vera e propria influenza del corpo. Mastica uno spicchio fresco ogni tre ore, o rompi i chiodi di garofano in pezzi se non riesci a prendere il sapore e applicali a una zuppa o a un piatto saltato in padella. Gli oli di base possono anche essere i più grandi amici del mal di gola!

Problemi digestivi

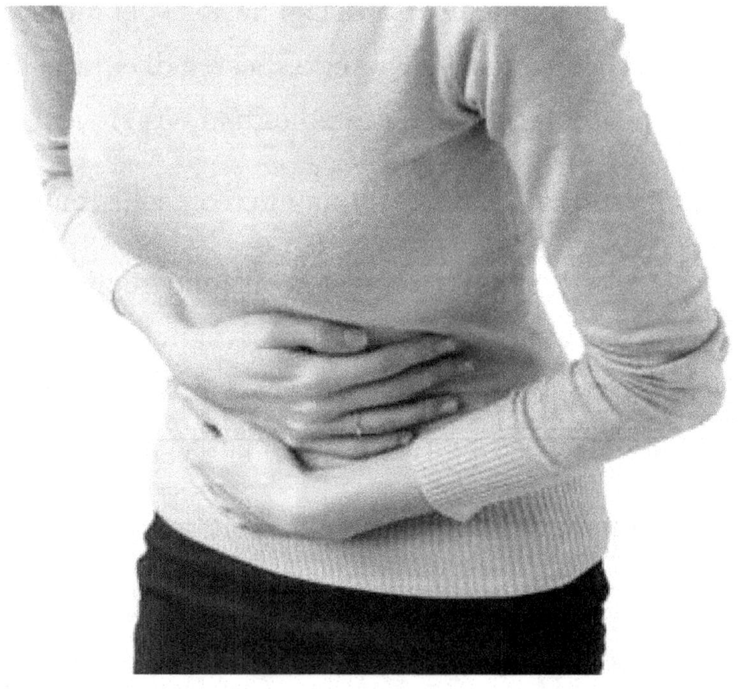

20. Riflesso acido: Aloe Vera

L'Aloe Vera fornisce antiossidanti che servono a neutralizzare l'acidità dello stomaco e ad alleviare l'irritazione che può verificarsi per l'erosione dell'acido. Prendete la polvere di Aloe nei negozi di alimentari o in farmacia e continuate con un dosaggio di un'oncia, costruendo lentamente fino a un dosaggio di 2-3 once. Per aumentare il reflusso acido, bere 20 minuti prima del cibo.

21. Costipazione: Aceto di sidro di mele

Diluire 2 cucchiai da tavola di aceto di sidro di mele in una bottiglia d'acqua e bere un lassativo naturale che attiva l'intestino.

22. Costipazione: Tè all'olmo scivoloso

Il tè all'olmo scivoloso è stato usato fin dal XIX secolo come cura medicinale in quanto tende ad alleviare una varietà di problemi intestinali, compresa la stitichezza. Come ingrediente chiave, è possibile acquistare tè di olmo scivoloso o ottenere la polvere di corteccia di olmo scivoloso, e mescolarla con acqua bollente per creare il tè fatto in casa.

23. Dolore da gas: finocchio

Bere tè al finocchio, aggiungere foglie di finocchio fresco in stufati e insalate, o letteralmente masticare foglie di finocchio fresco - può aiutare ad alleviare il fastidio del gas e il gonfiore, ovunque tu prenda il finocchio. È perché ci sono sostanze antispasmodiche e antinfiammatorie nel finocchio che calmano lo stomaco.

24. Bruciore di stomaco: Radice di altea

La radice di altea ha una mucillagine simile all'olmo scivoloso (qualità viscida) che ricopre il rivestimento dello stomaco e dell'esofago e calma il bruciore di stomaco. La radice di altea può essere usata come compressa, oppure si può mettere in infusione un cucchiaino di radice di altea in due tazze di acqua fredda durante la notte - si otterrà un intruglio dal sapore dolce-amaro che si dovrebbe bere il giorno dopo per calmare il malessere.

25. Bruciore di stomaco: Succo di sottaceti

Può sembrare controintuitivo, ma un paio di sorsi di succo di sottaceti aiuta a calmare il pH dello stomaco e lenisce facilmente il bruciore di stomaco. Se hai bruciori di stomaco o indigestione, prendine un paio di sorsi.

26. Bruciore di stomaco: Letto rialzato

Alzare la testa del letto di 4-6 pollici in modo che la notte i liquidi nello stomaco non fuoriescano attraverso l'esofago. Per sollevarla si dovrebbero mettere blocchi o libri sotto la testa del cuscino.

27. Bruciore di stomaco: Scegliere un lato

Sdraiarsi sul lato sinistro ha dimostrato di ridurre i segni del bruciore di stomaco notturno tenendo la connessione tra lo stomaco e l'esofago al di sopra della fase dell'acido gastrico.

28. 28. Bruciore di stomaco: Le mandorle tendono a neutralizzare gli acidi dello stomaco; se avete sofferto di bruciori di stomaco, cercatene una piccola quantità per evitare il fuoco.

29. Dolore intestinale: Riflessologia

Porta il pollice e l'indice alla parte esterna della pianta media del piede quando si stabilisce la pressione intestinale. Massaggia fermamente la regione - che secondo la riflessologia è collegata al colon - per 5 minuti. Mirate i vostri colpi verso il piede.

30. Nausea: Peppermints

Il mentolo calmante dell'olio di menta piperita allevia il disagio addominale e la nausea. Riuscendo ad intorpidire la parete addominale, durante la cena, succhia quelle mentine per migliorare la digestione.

31. Nausea: Agopressione

Alcune persone considerano che essere in grado di spingere strettamente le sezioni interne di entrambi i polsi insieme allevierà le sensazioni di nausea. Questa regione è considerata come la Porta Interna - gli esperti raccomandano di cliccare strettamente per tre minuti per alleviare brevemente la nausea.

32. Mal di stomaco: Spezia

Le spezie sono un trattamento molto popolare con tutti i tipi di stomaco. Noi siamo amanti delle mentine di Trader Joe, quindi ne abbiamo un sacco a portata di mano se c'è uno stomaco disturbato.

33. Malattia da movimento: Olio essenziale di menta piperita

Se stai viaggiando in aereo, treno, nave o veicolo, la malattia da movimento si verificherà e non è piacevole. Assumere una o due sniffate di olio di menta piperita prima di partire per alleviare uno stomaco irritato durante la gita

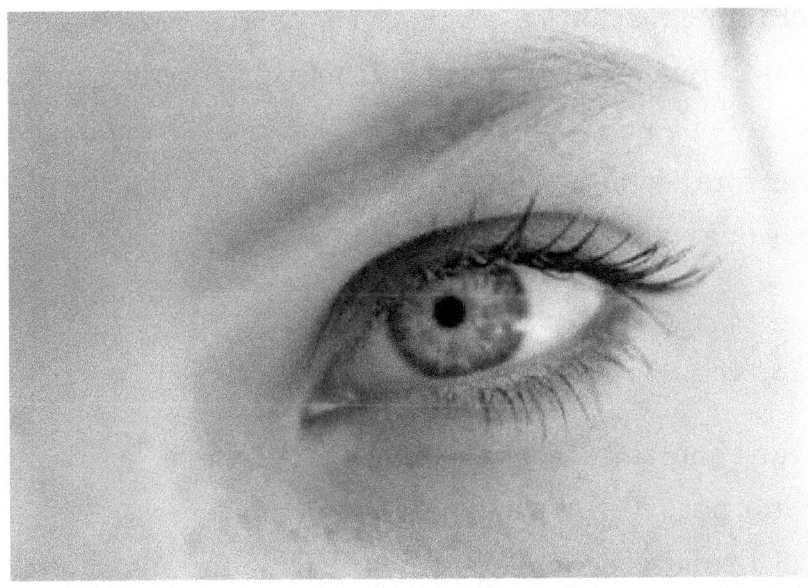

34. Occhio secco: Gocce per gli occhi

Nell'era di oggi con il tempo continuo sullo schermo, la maggior parte dei problemi di secchezza oculare sono innescati da una carenza di tempo di "riposo" lontano dagli schermi per gli occhi. Fate una pausa ogni 20 minuti dagli schermi per riflettere a varie distanze su oggetti in piani separati.

35. Vapore: Far bollire l'acqua sulla stufa o con una tazza da tè, poi metterla in una ciotola. Tieni la tazza vicino all'occhio infetto e fai attenzione a non danneggiare la pelle o ferirti, ma a far fluire il vapore fino all'orzaiolo. Ripeti più volte al giorno per tenere sotto controllo l'orzaiolo.

36. Perdita di capelli delle ciglia: Aloe Vera

L'Aloe Vera aiuterà a nutrire le ciglia, il che le farà crescere più velocemente. Prendete una vecchia bacchetta di rossetto e immergetela in un po' di olio di aloe vera. Passate la bacchetta prima di andare a letto sugli occhi, poi strofinate via la mattina dopo con acqua calda.

37. Mal d'orecchi: Bottiglia d'acqua calda

Prendere una bottiglia di acqua calda per la pressione dell'orecchio, poi avvolgerla in un asciugamano. Tenerla all'orecchio danneggiato per la pressione per cinque minuti alla volta.

38. Suonare nelle orecchie: Gingko Biloba

L'acufene può essere scatenato da qualsiasi cosa, dalla respirazione inadeguata all'infiammazione, al ronzio nelle orecchie. Il Gingko biloba è una medicina naturale che può essere usata come integratore; migliora la respirazione, ed è stato dimostrato che gli effetti del tinnito diminuiscono.

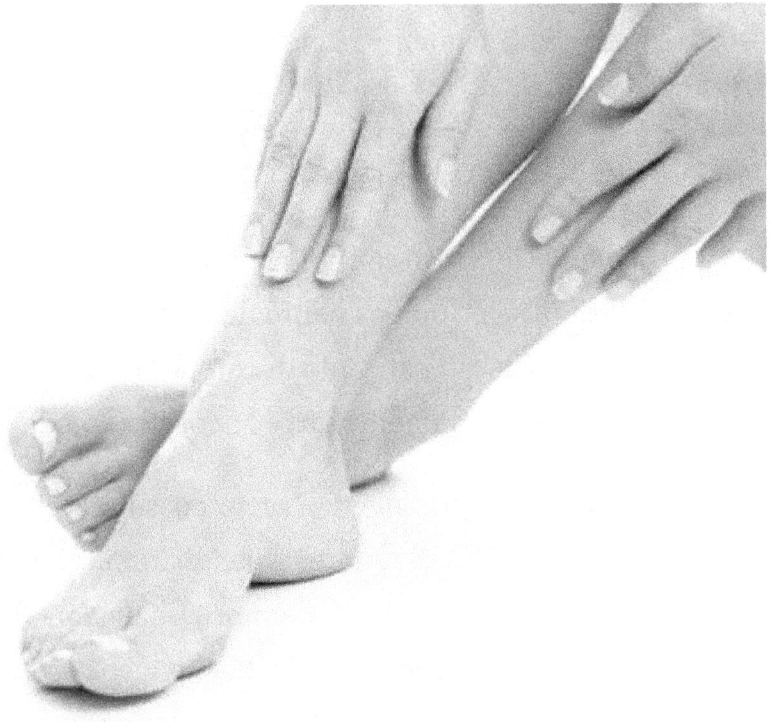

39. Piede d'atleta: Tea Tree Oil L'olio dell'albero del tè è un antisettico naturale che agisce come un importante antifungino mentre combatte malattie come il piede d'atleta. Attaccare cinque gocce di Tea Tree Oil a un cucchiaio di olio d'oliva e aggiungere per molti giorni due volte al giorno.

40. Mais: Lievito di birra e succo di limone

Prendere un cucchiaio di lievito di birra e applicare una goccia o due di succo di limone. Usare un batuffolo di cotone per aggiungere questa miscela al grano, e legarlo in posizione. Durante la notte tenere il batuffolo di cotone in posizione, ed estrarre la mattina seguente. Ripetere prima che il grano scompaia.

41. Odore di piedi: Magnesia

Il latte di magnesia, che è comunemente usato come lassativo, può spesso aiutare a ridurre l'odore del corpo. Versare un po' di latte di magnesia su un batuffolo di cotone e massaggiarlo sui piedi più volte al giorno per ridurre l'odore dei piedi.

42. Dolore ai piedi: i rimedi con l'aceto possono aiutare ad alleviare il dolore ai piedi indotto dalle distorsioni in quanto minimizzano l'infiammazione. Riempire una bacinella di acqua calda e applicare due cucchiai di aceto e qualche sale di Epsom. Immergere i piedi una ventina di minuti dopo la miscela.

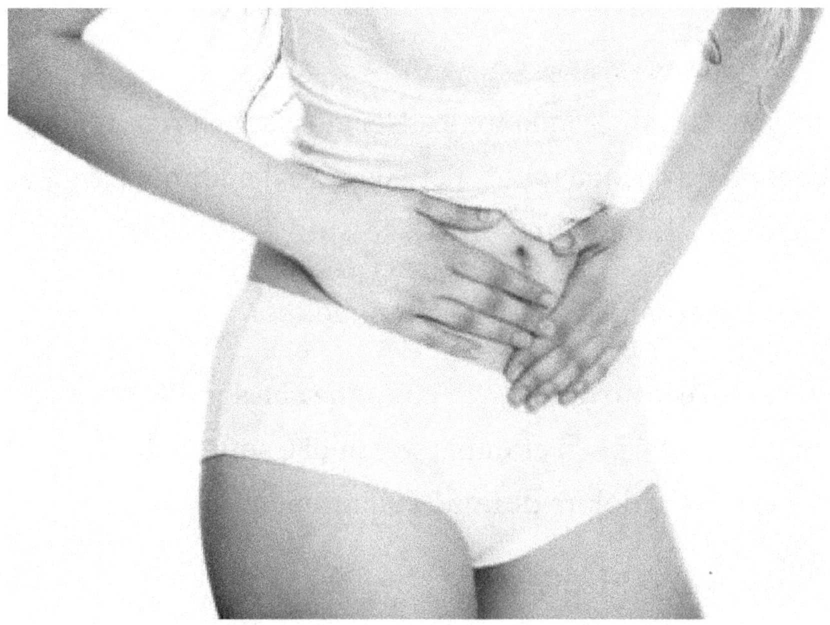

43. Vampate di calore: Semi di lino macinati

Una ricerca sperimentale ha mostrato che aggiungendo due cucchiaini di semi di lino macinati nella loro dieta ogni giorno, le persone dimezzavano la durata delle loro vampate di calore. I semi di lino includono i lignani, che sono sostanze chimiche vicine agli ormoni, e si crede che facciano fluttuare ulteriormente i tassi ormonali nel corpo. Potete spennellare lo yogurt con i semi di lino, mescolarli alle insalate o applicarli alla vostra granola e alla farina d'avena.

44. Senape o succo di sottaceti: Tutti questi condimenti da cucina contengono aceto composto da acido acetico. Più

acetilcolina si ottiene, meglio i muscoli possono funzionare senza dolore, più acetilcolina si rende acetilcolina che rafforza i nostri muscoli.

45. Crampi mestruali: Acqua tonica Nei giorni che precedono il ciclo, spennellare l'acqua tonica per alleviare il crampo. L'acqua tonica include il chinino, un normale tessuto lenitivo.

46. Crampi mestruali: Tè rosso al lampone

Il tè al lampone è fatto di foglie di lampone che sono state usate per decenni per alleviare i crampi mestruali e sono state usate anche per ridurre il dolore durante l'allattamento.

47. PMS: Aceto di sidro di mele

Tre volte al giorno prima dei pasti un cucchiaio di aceto di sidro di mele può aiutare ad alleviare gli effetti della PMS. Se il sapore è troppo cattivo si dovrebbe diluire in un po' di tè.

48. Squilibrio della tiroide: Selenio

Una disfunzione del selenio, come l'ipertiroidismo o l'ipotiroidismo, può causare problemi alla tiroide. Aumentare il consumo di questo minerale essenziale aiuterà a preservare la tiroide o a risolvere una carenza di ormoni tiroidei. Il selenio naturale può essere contenuto nelle mandorle, nel pesce, nelle ostriche, nei pomodori, nei chiodi di garofano e in Brasile.

49. Infezione del tratto urinario: succo di mirtillo rosso

I mirtilli rossi impediscono ai microbi di aderire alla parete della vescica - bevi almeno tre bicchieri di succo di mirtillo (non zuccherato) per curare una UTI.

50. Ritenzione idrica: Consumare banane Prima di uscire dalla porta, ancora una scusa per colpire una banana - aiutano con la ritenzione idrica premestruale. Le banane sono ricche di vitamina B6 e potassio, evitando così la perdita di acqua e il gonfiore.

Capelli e unghie

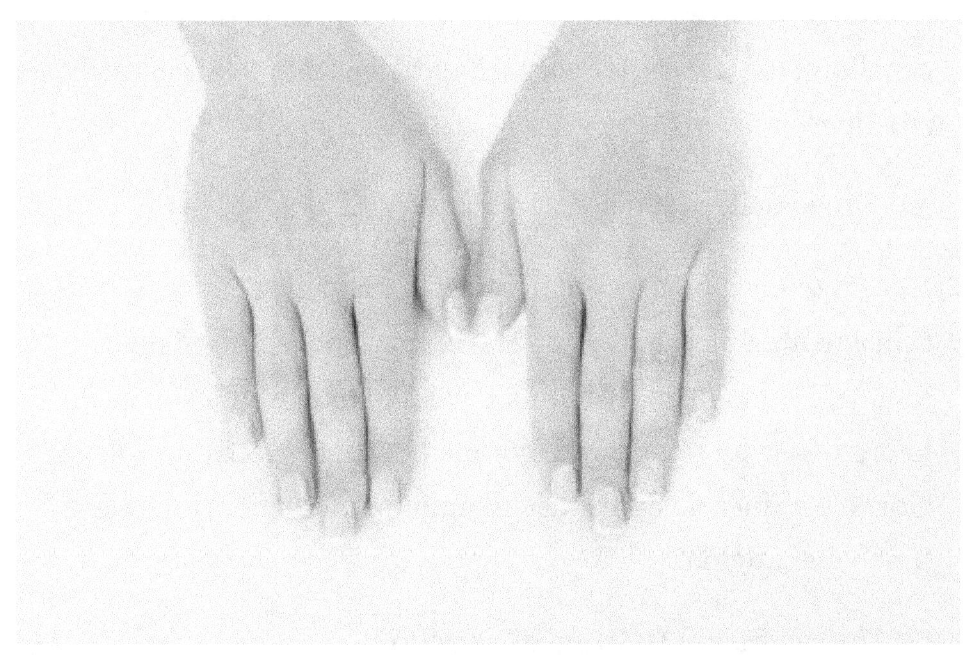

51. Forfora: Succo di limone Spremere qualche cucchiaino di succo di limone sul cuoio capelluto e strofinare quando si è alle

prese con l'antiestetica forfora. L'acidità del limone equilibra il pH del tuo cuoio capelluto e aiuta a tenere lontana la forfora.

52. Forfora: Aceto di sidro di mele Uno scrub all'aceto di sidro di mele è un modo perfetto per disinfettare e liberare il cuoio capelluto dalla forfora. Mescolare con mezza tazza di aceto di sidro di mele e zucchero. Massaggiare con acqua calda sul cuoio capelluto e pulire.

53. Prurito al cuoio capelluto: Olio di eucalipto L'olio di eucalipto può inibire lo sviluppo microbico sul cuoio capelluto grazie ai suoi effetti antisettici e antimicotici, e può evitare il prurito al cuoio capelluto. Per alleviare il prurito del cuoio capelluto, mescolate 5-7 gocce di olio di eucalipto al vostro shampoo.

54. Fungo delle unghie: Aceto bianco

L'aceto tende a mantenere il livello di pH della pelle, e tipicamente una carenza di pH è la causa della micosi delle unghie. In una tazza, combina parti uguali di acqua con aceto bianco e usa un tampone di cotone per aggiungere due volte al giorno una piccola quantità sull'unghia infetta per rimuovere il fungo dell'unghia.

55. Unghie fragili: Gelatina di petrolio

Quando il caldo dell'inverno o una manicure troppo gel hanno reso le unghie fragili, mettete un po' di vaselina. Applicare della vaselina sulle unghie e rivestirle con dei guanti di cotone permette di preservare l'umidità.

Salute mentale

56. Ansia: È stato riportato che la lavanda ha un'influenza calmante e leggermente sedativa, ed è stata usata per diversi anni come trattamento naturale per il nervosismo o l'ansia. Dovreste acquistare oli essenziali di lavanda (assicuratevi di usare oli essenziali puri al 100%) e poi fare un'annusata mentre siete ansiosi, o mescolarne alcune gocce con un olio vettore come l'olio di cocco e strofinarlo sul viso.

57. Umore depresso: Vitamina B La vitamina B-12 tende a generare sostanze chimiche del cervello che influenzano il nostro umore, e secondo la Mayo Clinic, tassi insufficienti diB-12 possono essere collegati alla depressione. Il modo più semplice per fornire abbastanzaB-12 è quello di consumare una dieta nutriente che include alimenti come proteine magre, frutti di mare e uova - ma una spinta diB-12 che è utile per coloro che hanno la depressione.

58. Umore depresso: Ricerca sul rosmarino

Il tè ha scoperto che bere tè al rosmarino ha una forte influenza antidepressiva sull'umore. Si è scoperto che solo un assaggio di rosmarino riduce i tassi di cortisolo (stress) nel corpo e l'erba è stata usata come equilibratore naturale dell'umore per decenni.

59. Attacchi di cuore: Droga 4-7-8 La droga 4-7-8, sostenuta dal dottor Weill, è nota per alleviare la paura e i sentimenti di angoscia. Inspira per 4 secondi, mantieni il respiro per 7 secondi ed espira per 8 secondi. Pratica il processo più volte prima che la paura si plachi.

Bocca

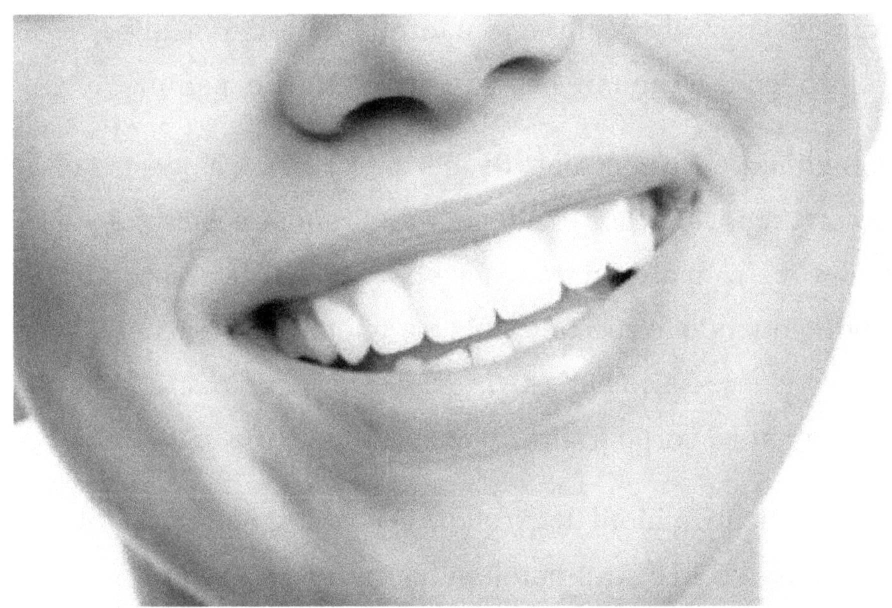

61. Alito cattivo: I semi di finocchio, di aneto e di anice tendono effettivamente a rinfrescare l'aria. Masticateli per evitare l'alito cattivo durante la cena.

62. Alito cattivo: Prezzemolo

Un rametto di prezzemolo sul tuo piatto è più che una semplice guarnizione del tuo pasto - sgranocchiare un po' di prezzemolo dopo aver mangiato ti aiuterà anche a rinfrescare l'alito.

63. Afte: Acqua salata calda Fare alcuni gargarismi durante il giorno con acqua salata calda per alleviare il disagio indotto dalle afte.

64. Pasticche di olmo scivoloso Succhiate le pastiglie di olmo scivoloso o prendete le capsule di olmo scivoloso che sono

vendute nel negozio di alimenti naturali più vicino. L'olmo scivoloso tende a calmare la bocca all'interno del panno.

65. Singhiozzo: Un cucchiaio di zucchero Passare a questa bella cura con un povero caso di singhiozzo. Prendi un cucchiaio di zucchero e strofinalo sul tetto della bocca per alcuni secondi con le labbra, quando lo zucchero inizia a sciogliersi. In genere, lo zucchero è necessario per attivare il nervo vago, "distraendo" efficacemente il corpo a sufficienza per evitare il singhiozzo.

66. Mal di denti: Chiodi di garofano secchi Prendete dei chiodi di garofano secchi e strofinateli in bocca sul dente che vi fa male. Quando ti renderai conto che la saliva inizia a mescolarsi con i chiodi di garofano, comincerai a sperimentare un rilascio dal disagio.

67. Dolore ai denti: sali di Epsom Mescolare con una tazza di acqua calda un cucchiaio di sali di Epsom e usare per pulire i denti. Non preoccupatevi.

Dolore

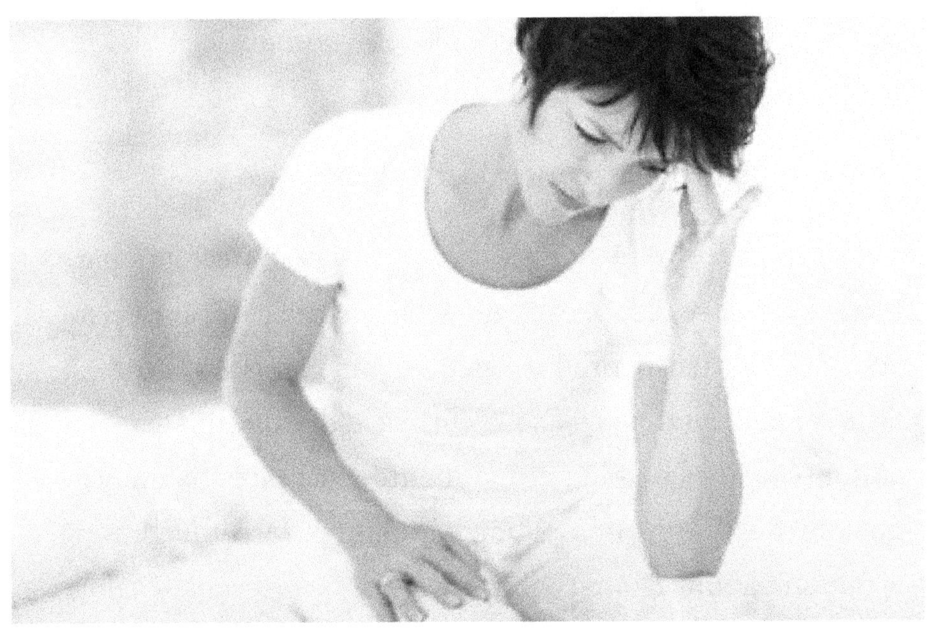

68. Dolori: L'olio essenziale di incenso tende a stimolare il movimento e a ridurre i segni di malessere articolare e muscolare. Combinate un certo numero di gocce di incenso con olio di cocco e strofinate intorno alle articolazioni sensibili.

69. Dolore alla schiena: bagno di sale di Epsom

Il magnesio è un noto rilassante muscolare dei sali di Epsom; fare il bagno in un bagno di sali di Epsom aiuterà a rilassare i muscoli stanchi e ad alleviare il mal di schiena.

70. Mal di schiena: Artiglio del diavolo L'artiglio del diavolo è un'erba originaria dell'Africa che produce sostanze chimiche che aiutano ad alleviare il disagio associato all'infiammazione. Gli studi suggeriscono che un dosaggio regolare di artiglio del

diavolo piuttosto che compresse placebo diminuisce il dolore alla schiena.

71. Dolore alla schiena: corteccia di salice bianco

Poiché alla gente veniva offerta la corteccia da succhiare per alleviare il dolore, l'applicazione della corteccia di salice risale al 400 a.C. La corteccia produce salicina, un composto simile all'aspirina. Si è scoperto che la corteccia di salice bianco diminuisce il disagio più gradualmente della morfina, ma la riduzione del disagio può potenzialmente durare più a lungo dopo la sua applicazione. Gli integratori di corteccia di salice bianco possono essere venduti nel negozio di alimentari più vicino.

72. La capsaicina presente nel pepe di cayenna tende ad alleviare il disagio e il gonfiore mentre promuove anche la circolazione. La polvere di cayenna dovrebbe essere combinata con una dieta amidacea e ingoiata mentre si ha l'emicrania o il mal di testa pulsante.

73. Mal di testa: Menta piperita

Risalendo agli antichi medici greci, la menta piperita è stata uno dei rimedi più usati per il mal di testa naturale. Basta bere del tè alla menta piperita, aggiungere olio di menta piperita sulla fronte combinato con uno spray vettore, o accartocciare una sana vita di menta e metterla in una narice, rimuoverla dopo due minuti.

74. Mal di testa: Posizioni yoga inversione

I movimenti yoga di inversione sono posizioni in cui la tua testa è più bassa del tuo nucleo o delle tue gambe - come un cane che guarda verso il basso o le mani in piedi contro la pietra. Le inversioni favoriscono l'afflusso di sangue al cervello e possono aiutare a ridurre il mal di testa da ansia.

75. Dolori articolari: olio di pesce

L'EPA e il DHA sono due gruppi di acidi grassi omega-3 presenti nell'olio di pesce, ognuno dei quali aiuta a minimizzare l'infiammazione e il dolore articolare. Prendete regolarmente compresse di olio di pesce per alleviare il dolore.

76. 76. Crampi alle gambe: Rimanere idratati Una delle strategie più semplici per evitare di esercitare i crampi alle gambe è rimanere idratati. Non sorseggiare solo quando hai sete; bevi acqua costantemente durante il giorno, assicurati di prendere almeno 64 once al giorno.

77. Crampi muscolari: Magnesio e potassio

Considera di introdurre nella dieta più verdure, cereali integrali, mandorle, semi e bacche con molto magnesio o potassio. Per funzionare senza dolore i muscoli hanno bisogno di tutti questi minerali. Quando hai difficoltà a consumare ingredienti sufficientemente ricchi di magnesio, dovresti anche prendere degli integratori di magnesio o potassio.

78. Emicranie: Agopuntura

La medicina tradizionale cinese ha utilizzato l'agopuntura per migliaia di anni per curare le emicranie attraverso l'iniezione di piccoli aghi in diverse aree del corpo per alleviare il dolore al cervello.

79. Mal di testa: Caffè

Il caffè induce la costrizione del flusso sanguigno e alcune persone teorizzano che questa costrizione tende ad alleviare il dolore del mal di testa. Spesso una tazza di caffè o di tè con caffeina può aiutare ad alleviare il disagio del mal di testa.

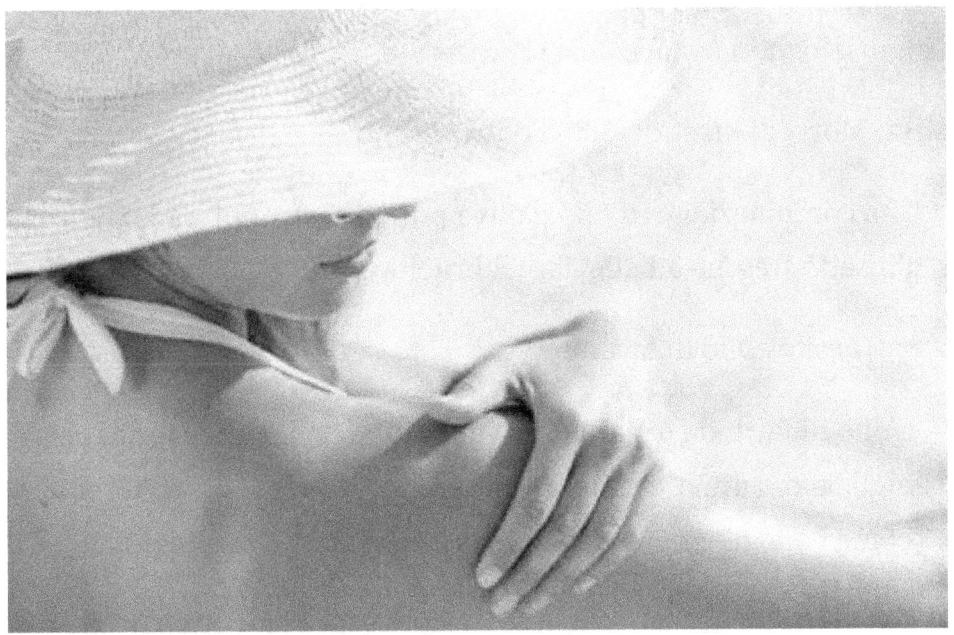

80. Acne della pelle: olio dell'albero del tè

I punti bianchi reagiscono bene anche all'olio dell'albero del tè - che ha proprietà antimicrobiche che aiutano a mantenere la pelle sana e libera dai brufoli. Scegli una crema topica composta da olio dell'albero del tè per almeno il 5 per cento.

81. Macchie del tempo: Olio di ricino

L'olio di ricino è un olio vegetale in crescita che è stato usato in Africa, India e nel Mediterraneo per secoli per i suoi scopi medicinali. L'olio di ricino ha buone proprietà curative -

applicarlo con un batuffolo di cotone sulla pelle infetta e risciacquarlo dopo 30 minuti due volte al giorno può aiutare a diminuire l'aspetto delle macchie dell'età. Parte sana? In quasi ogni drogheria o farmacia lo troverete.

82. Morsi di insetto: Olio d'oliva e aceto

Una combinazione di olio d'oliva puro e aceto aiuterà le punture d'insetto fresche ad alleviare il bruciore.

83. Ferite: Olio di lavanda

 L'olio di lavanda è stato usato per aiutare a lenire le ferite per migliaia di anni. Combinare alcune gocce in un olio vettore (come l'olio di cocco) e aggiungere ogni giorno alla regione colpita.

84. Raffredda le ustioni: Gel di Aloe Vera

Applicare il gel di aloe vera su un'ustione può aiutare a lenire la zona colpita e promuovere la nuova crescita della pelle. Questo include anche composti che possono alleviare il dolore e l'infiammazione legati alle ustioni.

85. Cellulite: scrub al caffè fatto a mano

I fondi di caffè aiutano ad aumentare il drenaggio e la condizione della pelle, a diminuire la cellulite e la formazione di vene varicose. Combina 1/2 tazza di caffè macinato con 1/4 tazza di zucchero di canna per ridurre la sensazione di cellulite. Prima fritte olio d'oliva o olio di cocco nella cellulite, poi massaggiare un po 'di miscela di caffè / zucchero nella stessa regione.

86. Macchie secche della pelle: Olio di cocco

L'olio di cocco è uno dei più forti rimedi naturali per la pelle secca: i grassi sani che fornisce aiutano la pelle a rimanere idratata, liscia e luminosa.

87. Eczema: Bagno d'avena

È stato dimostrato che un bagno di farina d'avena aiuta ad alleviare il prurito della pelle indotto dall'eczema o da altre condizioni della pelle. Riempire un calzino asciutto con avena intera. Usare un elastico per sigillare l'estremità aperta e attaccare la calza a un bagno caldo - immergersi per 20 minuti.

88. Tinea Versicolor: Tea Tree Oil

La Tinea versicolor è un'infezione cutanea diffusa che crea chiazze di pelle scolorita e pruriginosa. È più diffusa nella stagione calda o in estate. L'olio dell'albero del tè ha forti effetti antifungini, che possono aiutare a prevenire la diffusione della tinea versicolor e ridurre il prurito. Aggiungere 5 gocce di tea tree oil puro al 100% a un cucchiaio di olio di cocco e aggiungere due volte al giorno sul viso.

89. Per alleviare i graffi indotti da un incontro con l'edera velenosa, applica mezza tazza di bicarbonato di sodio a un bagno rivestito di acqua calda e rilassati.

90. Prevenire le infezioni: Olio di melassa

L'olio di melassa è un antisettico naturale che tende anche a riparare i tessuti. Diluire l'olio di Melrose con olio vegetale in un rapporto di 50/50 e aggiungere più gocce della miscela su graffi, ferite o ferite per evitare l'infezione.

91. Rosacea: olio di nocciola o di primula

Spruzzare alcune gocce di olio di nocciola o di primula - che ha effetti antinfiammatori e calmanti - direttamente sul viso e strofinare delicatamente per lenire la rosacea.

92. Smagliature: Frankincense

L'olio di incenso ha troppi grandi usi - compreso quello di prevenire le famigerate smagliature. Per evitare le smagliature, applicare 1-2 gocce di questo importante olio in un olio vettore (come l'olio di cocco), e spalmare sul viso.

93. Verruche: Carote

Le carote favoriscono la rigenerazione della pelle grazie alla loro forte concentrazione di vitamina A e vitamina C, che migliorano il sistema immunitario. Strofina sottilmente una piccola carota e mescolala con un cucchiaio di olio d'oliva. Applicare la miscela una volta al giorno sulle verruche.

94. Verruche: Nastro adesivo

È interessante notare che i test hanno dimostrato che il nastro adesivo può essere efficace nel trattamento delle verruche quanto la crioterapia. Si presume che il nastro adesivo irriti la regione, in modo tale che il sistema immunitario del paziente sia stimolato e costretto a rispondere. Mettere il nastro adesivo sulla regione infetta e lasciare per sei giorni, poi togliere e immergere la pelle nel sudore, poi esfoliare con un martello di pomice. Sostituire con nastro adesivo fresco ogni 12 ore senza il nastro adesivo, e ricominciare questo processo fino a quando la verruca svanisce.

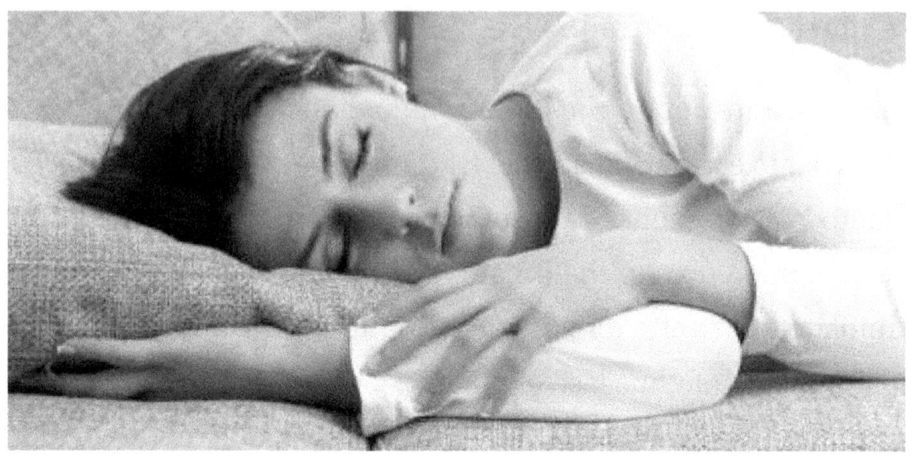

95, mangiare. Fatica: Olio di rosmarino

Ci sono molti vantaggi di questo olio di base tra cui uno dei nostri preferiti? Aiutarci a combattere la stanchezza nel pomeriggio. L'olio di rosmarino produce una grande quantità di cineolo, un ossido legato al miglioramento del flusso sanguigno cerebrale, che diminuisce le sensazioni di esaurimento. Per mantenervi felici e concentrati, annusate, mescolate qualche goccia con un olio vettore (come l'olio di cocco) e aggiungete come lozione, o procuratevi un diffusore di rosmarino per il vostro ufficio.

96. Esaurimento: Vitamina D

L'esaurimento persistente può essere un segno di un deficit di vitamina D. Se dormite abbastanza ma vi sentite sempre cronicamente esausti, considerate la possibilità di prendere un supplemento di vitamina D - specialmente se vivete in un ambiente dove non ricevete abbastanza luce solare.

97. Insonnia: Sali di Epsom

Il sale di Epsom è una lega minerale naturale composta da magnesio e solfato che rende il corpo calmo. Prima di dormire siediti in un bagno di sale di Epsom per addormentarti più facilmente

98. Insonnia: Integrazione di magnesio

Il magnesio può facilitare il sonno ed è carente nella maggior parte dei casi. Mentre si può ottenere il magnesio da altri prodotti (come noci, banane o verdure a foglia), altre persone sono carenti di magnesio e potrebbe essere importante prendere un integratore di magnesio prima di dormire

99. Insonnia: Tè per dormire

Qualcosa ti permette di dormire come una tazza di tè per la notte. Cercare Sleepytime Tea da Celestial Seasoning, mescolato con una miscela di camomilla calmante, menta verde e lemongrass - la combinazione è ultra-lenitiva e piacevole con un tocco di miele.

100. Problemi a rimanere addormentati: Succo di ciliegia tartara

L'evidenza suggerisce che consumare succo di ciliegia tartara due volte al giorno vi aiuterà a dormire circa un'ora e mezza in più a notte grazie alla sua forte concentrazione di melatonina. Bevi un bicchierino al mattino e poi uno prima di andare a letto.

101. Russare: Collutorio alla menta piperita

Applicare una goccia di olio di menta piperita in una tazza di acqua fredda e fare dei gargarismi in bocca per accorciare il rivestimento del naso e della gola - si pensa che aiuti a evitare il russare, particolarmente innescato da un disturbo transitorio come la congestione del seno.

Conclusione

In Africa le erbe medicinali sono venute a vivere e cominceranno a metamorfosare in diverse fasi e principi. L'idea della fitoterapia e della sua applicazione non va in declino in Africa e nel pianeta in generale. L'enorme capacità di integrare l'uso delle medicine tradizionali deve essere costantemente aggiornata secondo i modelli clinici attuali. A causa degli enormi vantaggi economici e socio-culturali che sembra attirare i paesi in via di sviluppo, la grande distribuzione di piante medicinali a base di erbe nei tropici, in particolare in Africa, deve essere esplorata e studiata.

Anche le piante hanno fatto parte della rete sanitaria dell'umanità. Questo in modo esplicito o implicito. Direttamente, i pezzi della pianta, come le foglie, i semi, la corteccia e gli steli, o a volte la pianta intera, sono usati per curare le malattie stesse. L'uso delle erbe medicinali in Africa ha notevolmente migliorato e rafforzato la rete sanitaria primaria, ma la standardizzazione e la quantificazione/dosaggio delle erbe medicinali ha lasciato molto a desiderare nel trattamento delle malattie e delle infezioni.

L'adozione e l'uso globale di prodotti medicinali a base di erbe e associati continua a prevedere uno sviluppo esponenziale. Le questioni che circondano le reazioni allergiche negli ultimi tempi stanno diventando sempre più vivaci, aumentando in occorrenza e non più discutibili a causa delle percezioni passate sull'accettare o classificare gli articoli farmaceutici a base di erbe come "sani" dal momento che sono ottenuti da una fonte "normale".

La verità è che non esiste un sinonimo di "salute" o "normale". Le strategie di regolamentazione sui prodotti medici a base di erbe devono essere sviluppate e applicate anche a livello internazionale. Le autorità competenti nei diversi paesi del mondo devono rimanere vigili e sforzarsi di applicare misure efficaci per salvaguardare la sicurezza pubblica, garantendo che tutti i prodotti a base di erbe autorizzati alla vendita siano sani e di qualità accettabile.

I medici, come i chirurghi, gli infermieri e i farmacisti, spesso non hanno esperienza e non sanno come i farmaci naturali influenzano la sicurezza dei loro pazienti. Tuttavia, altri sono poco istruiti su questi articoli e su come vengono utilizzati. Una preparazione adeguata è anche molto importante, dal momento che la maggior parte dei pazienti sono quasi sempre su prescrizione o non prescrizione di farmaci di molti tipi. Dato che la partecipazione attiva degli operatori sanitari ortodossi è costantemente sollecitata, e che un enorme obbligo grava su di loro in termini di contributi benefici al monitoraggio della sicurezza dei prodotti medicinali, è quindi molto necessario che tutti i fornitori di farmaci vegetali siano adeguatamente

incoraggiati a svolgere un ruolo nel monitoraggio della
protezione dei farmaci vegetali.

Tuttavia, questo sarà raggiunto in collaborazione con gli esperti
sanitari conservatori. Affinché questo abbia successo, sarà
necessario stabilire un ambiente di fiducia per promuovere lo
scambio appropriato di informazioni riguardanti l'uso e la salute
dei farmaci a base di erbe. Inoltre, la consapevolezza degli
operatori sanitari, fornitori di farmaci a base di erbe, e pazienti /
consumatori è fondamentale per evitare rischi potenzialmente
pericolosi dall'abuso di farmaci a base di erbe.

Una base informativa appropriata, importante per prendere
decisioni sulla diagnosi e la cura, è quindi di vitale importanza.
Infatti, ci sarà sempre un ampio sforzo da parte dei singoli
operatori sanitari per considerare l'uso di farmaci a base di erbe.
Ciò avverrebbe, tra l'altro, ponendo domande importanti
sull'uso di tali trattamenti naturali quando vedono persone che
assumono tali farmaci. Gli operatori sanitari impiegati nei centri
antiveleni e nei sistemi di cura dei pazienti saranno sempre
informati sui prodotti medici naturali. Infine, come per tutti i
medicinali per il consumo umano, è stato obbligatorio per i
medicinali a base di erbe essere protetti da un sistema di
regolamentazione dei farmaci in qualsiasi nazione del mondo
per garantire che aderiscano ai necessari requisiti di salute,
coerenza ed efficacia.

La conoscenza delle medicine a base di erbe per la cura delle malattie complicate è limitata principalmente agli erboristi o agli scienziati delle piante, con l'aspettativa che le medicine a base di erbe perdano la loro efficacia se esposte ad altri. Anche se alcune piante possono avere qualità terapeutiche, le preparazioni a base di erbe causano spesso altri effetti collaterali. L'influenza fitochimica si riferisce all'importanza unica delle piante medicinali nella gestione delle malattie. L'analisi ha trovato che i componenti bioattivi riconosciuti come fitochimici sono presenti in tutte le piante medicinali (in Nigeria). Gli usi medici o nutrizionali di tali piante possono anche essere attribuiti all'esistenza di costituenti bioattivi.